手術後・退院後の安心シリーズ

イラストでわかる

乳がん

再発防止の治療・生活・リンパ浮腫のケア

副作用への対処と心を軽くするケア、リハビリ、生活処方

佐伯俊昭 監修

埼玉医科大学国際医療センター副院長

法研

はじめに

残念なことに日本の乳がん罹患率は現在も増加しており、私の知人、友人、そして親族からも乳がんに関する相談を受けることが多くなりました。

内容は主として診断と治療ですが、最近では初期治療を終了した後に、どのような生活をすべきかと問われることも多くなりました。私自身も診察室で多くの患者さんからさまざまな質問を受けますが、その質問の多くは、乳がんについての正しい知識が不足しているために生じていると思います。信頼する医療者へ質問することが最も効率的であると私は思いますが、慌ただしい診察室で医師や看護師にゆっくり相談することは気が引けると思われている方もいるようです。

「先生は忙しいのでこんなことを聞いては気の毒だ」と仰る患者さんの顔を見ると、ご自分で解決できない疑問が、多くの不安となり、それが表情に表れているなと感じることもしばしばです。

診療にあたって必要なことは全てお話ししているつもりですが、患者さんに良い情報と悪い情報を的確に伝えることは非常に難しいのです。しかし、知らないことへの不安が少なからず大きいことを感じています。

乳がんと告知され、やっとの思いで治療・療養を完了したものの、いま一つ晴れ晴れとした気分になれない患者さんは多いものです。そんな方々に本書を読んで頂きたいと思います。今まで私は医療者を対象とする著書を多く手掛け、また監修する機会を与えられてきましたが、本書のように、患者さんやその家族の方々のために直接役に立つ書物を監修できたことは大きな喜びです。

また、監修にあたり、多くの悩める患者さんとその家族に接している経験を生かし、読者の皆様にわかりやすい内容にするために、多忙にもかかわらず協力してくれた乳がん看護認定看護師の小島真奈美女史に感謝の意を表します。

埼玉医科大学国際医療センター副院長

佐伯俊昭

イラストでわかる
乳がん
再発防止の治療・生活・リンパ浮腫のケア

第5章 術後の生活とリハビリ 101

第1章

乳がんの基本を知りましょう

乳がんの基礎知識

乳がんの危険因子

乳がんと女性ホルモンの関係

乳がんを引き起こす直接の原因はまだ解明されていませんが、いくつかの危険因子があることがわかっています。その代表が、女性ホルモンの一種「**エストロゲン**」。乳腺や子宮内膜の増殖にかかわるホルモンですが、乳がん細胞を増殖させる働きもあり、体内での量が増えるほど乳がんのリスクが高まります。現代の日本では昔より初経年齢が早まり、閉経は遅くなっています。さらに出産回数も減っているため、エストロゲンレベル（体内でのエストロゲンの比率）が高い状態を長く経験する人が増えています。こうしたことが、日本で乳がんが増えている原因のひとつと考えられています。

女性ホルモン以外の危険因子

女性ホルモン以外の危険因子としては、乳がんにかかりやすい特定の遺伝子をもっていることや、体型、生活習慣などが挙げられます。ただし、これらの危険因子は、あくまで統計から導き出されたもの。危険因子があるから乳がんにかかるとは限らないので、あまり神経質になる必要はありません。

ここが大事!!

●閉経後も乳がんにかかる

乳がんは、閉経後にも発生します。閉経するとエストロゲンの分泌量は大幅に減りますが、副腎などから分泌される男性ホルモンの一種がエストロゲンにつくりかえられています。このときに必要な「アロマターゼ酵素」が乳房などの脂肪組織に含まれているため、乳腺のエストロゲンレベルは比較的高い状態が続き、乳がんの危険因子となってしまうのです。

■乳がんのリスクを高める危険因子■

エストロゲンレベルにかかわる因子

☐ 初経年齢が早い（※1）

☐ 閉経年齢が50歳以上

☐ 出産経験がない

☐ 初めての出産が35歳以上

☐ 出産回数が少ない（※2）

☐ 授乳歴がない

☐ 乳房の良性の病気にかかったことがある

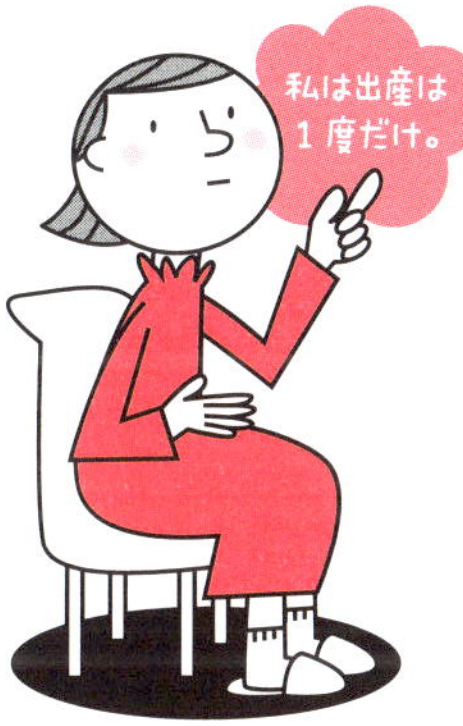

その他の因子

☐ 母親や姉妹が40歳以前に乳がんにかかっている。

☐ 太っている

☐ （20歳代の場合）背が高い

☐ 喫煙

☐ 飲酒

☐ 運動習慣がない

☐ 動物性脂肪をとりすぎている

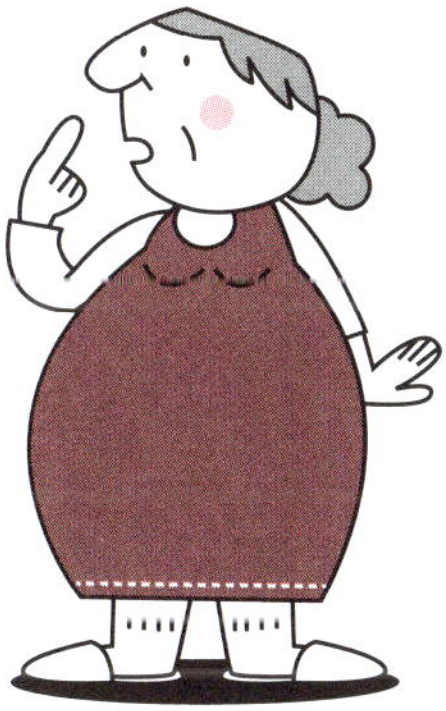

※1　海外では、初経年齢が早いほうが乳がんになりやすいという報告があるが、差は明らかではない。

※2　出産経験が4回ある人を基準にした場合、それより少ないとリスクが高く、多くなるほどリスクが低くなる。

危険因子は、統計から割り出したもの。「危険因子がある=乳がんになる」ということではない

乳がんの基礎知識

乳がんって、どんな病気？

乳がんの90％は乳管から発生する

乳房は、表面を覆う皮膚と脂肪などの皮下組織、そして乳汁（母乳）をつくる**乳腺**《にゅうせん》などからなっています。乳腺はさらに、乳汁を分泌する「**小葉**《しょうよう》」と乳汁の通り道である「**乳管**《にゅうかん》」に分けられます。がん細胞は何らかの原因で細胞の遺伝子が傷つくことによって生じますが、乳がんの場合は、約90％が乳管から発生します。乳腺は乳頭から放射状に広がっているので、乳房のどこにでもがんが発生する可能性がありますが、乳がんの発生部位としてもっとも多いのは、乳腺が多く集まっている乳房の上部外側です。

がん細胞が増殖し乳管の周りへ広がる

乳がんの多くは、乳管の内側を覆う「**上皮細胞**《じょうひさいぼう》」に発生します。最初は乳管の中にとどまっていますが、増殖すると上皮細胞の下にある基底膜を破って乳管の外へ出ていきます。そして、がん細胞が乳管の外まで広がると、リンパ管や血管に入り込みほかの臓器に転移することがあります。かなり初期の段階から転移の可能性があることも、乳がんの特徴のひとつです。

ここが大事!!

●乳がんは「治るがん」

乳がんは検診やセルフチェックによる早期発見が可能なうえ、有効な治療法も複数あります。薬の種類も多いので、がんのタイプや病状に合わせて選択し、組み合わせを工夫して効果を上げることも可能です。ステージⅠ期（乳管の外へがん細胞が広がっているが、転移はない）の場合、5年生存率は98％以上。早期発見することができれば、治せる病気であることを知っておきましょう。

■乳房の構造■

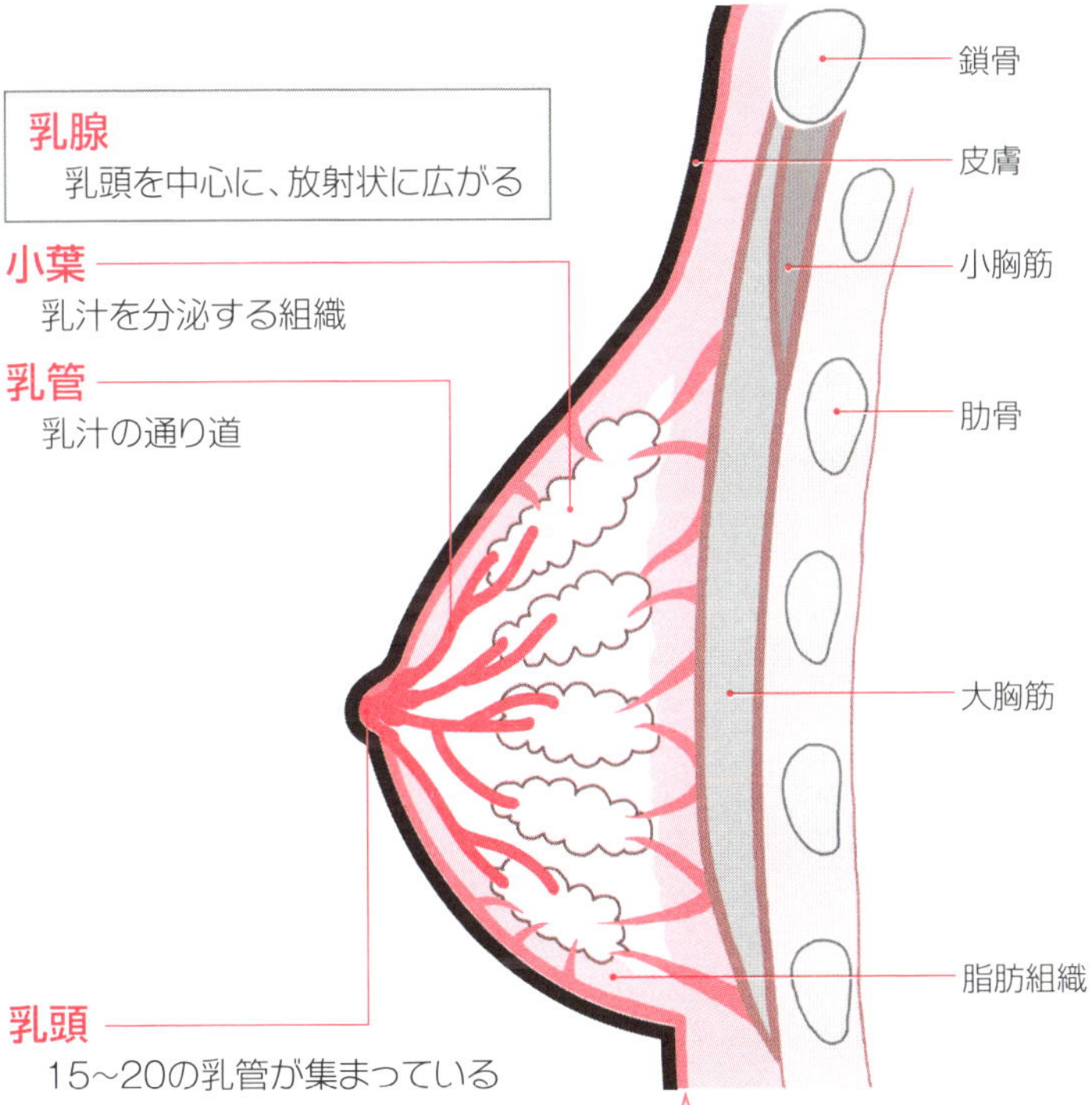

乳がんの約90%が乳管の上皮細胞から発生する。小葉で発生するのは5〜10%程度

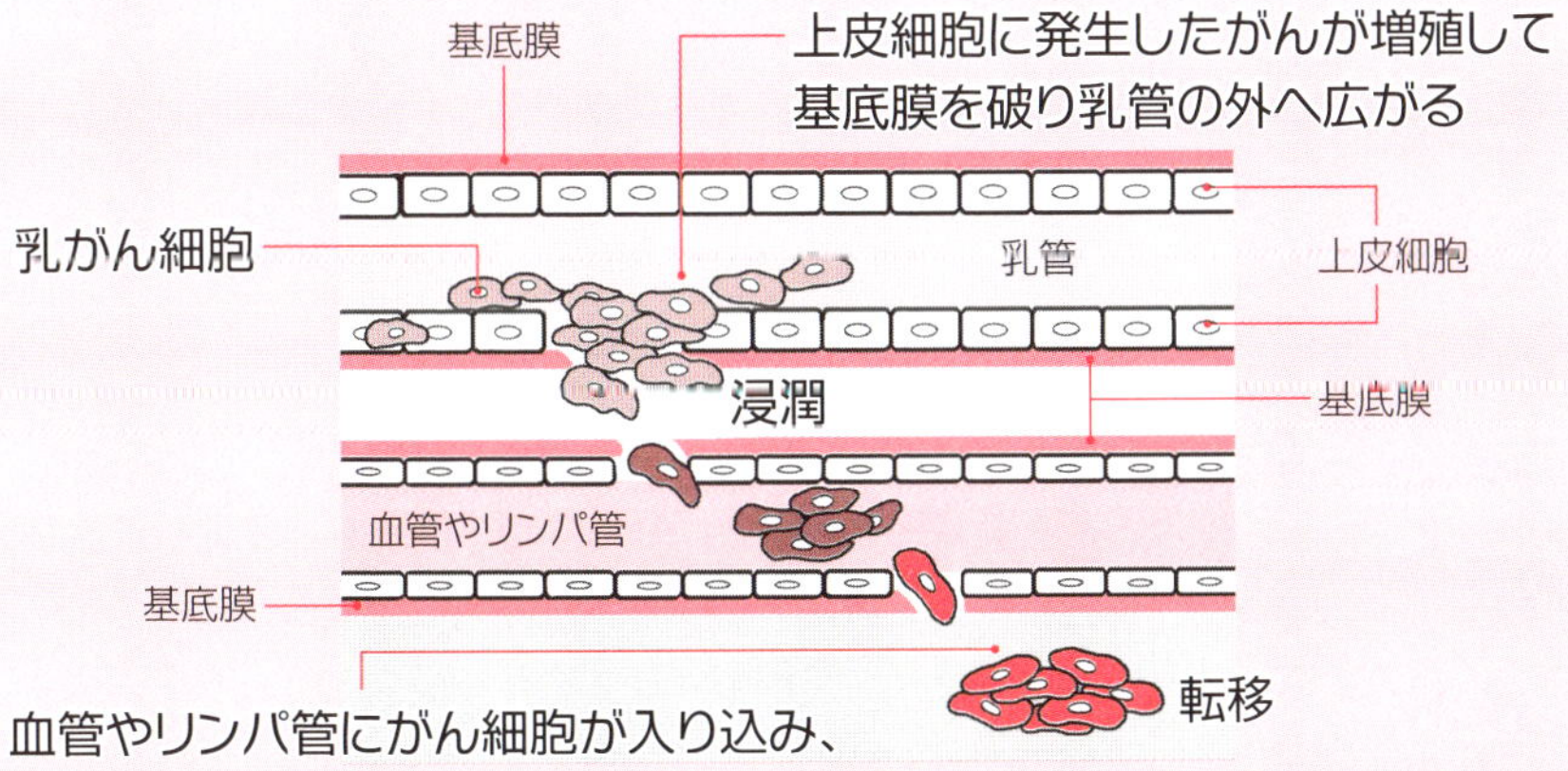

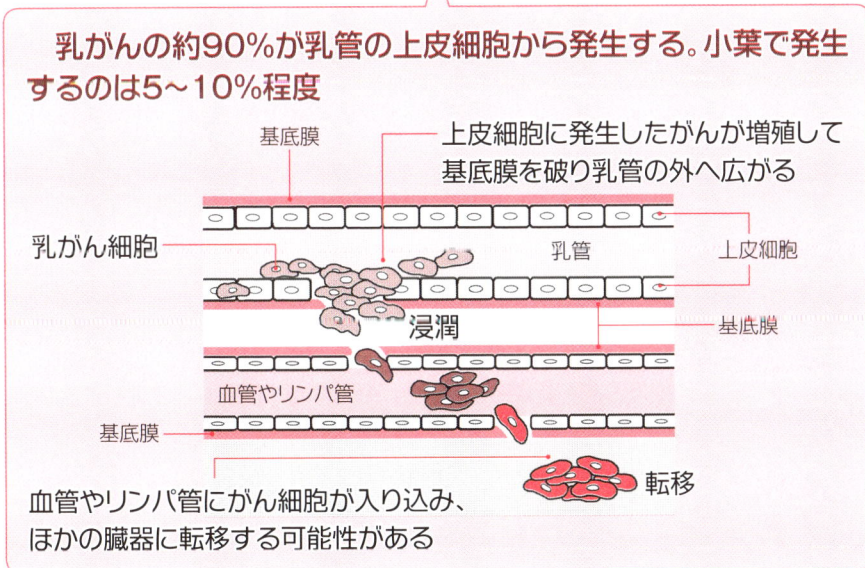

乳がんの基礎知識

乳がんの症状

乳房のしこりや皮膚のくぼみに注意

乳がんの症状としてもっともよく知られているのが、乳房の「**しこり**」です。乳がんによるしこりはかたくコリコリした感触で、触れても動きにくいものが多いようです。乳がんが皮膚の近くに発生した場合、皮膚が引っぱられてえくぼのようなくぼみやひきつれが見られたり、乳頭がへこんできたりすることもあります。また、乳頭からの分泌物にも注意。とくに、片側の乳頭だけから茶色または赤っぽい分泌物が見られる場合は、乳がんを疑う必要があります。このほか、乳頭のびらん（ただれ）やかゆみ、片側の乳房のサイズや形が大きく変化する、皮膚が赤っぽく変色したり潰瘍ができたりする、脇の下のリンパ節が腫れる、などの症状が見られることもあります。

気になることがあったら専門医に相談を

乳房の変化や異常は、乳がんによって起こるとは限りません。また、こうした症状の有無や現れるタイミングも人それぞれです。気になる症状や体調の変化が見られるときは自己判断せず、専門医の診察を受けましょう。

ここが大事!!

●乳がんと間違えやすい病気

①**乳腺症**

ホルモンバランスの乱れによって起こると考えられています。主な症状は、乳房のしこりや痛み、腫れなど。乳頭から透明な分泌物が出ることもあります。

②**乳腺線維腺腫**

若い女性に多く見られる良性のしこり。しこりはややかたく、さわるとよく動きます。

③**乳腺炎**

主に授乳期に見られ、腫れや痛み、しこりなどが起こります。

■乳がんの症状の例■

皮膚のくぼみ

乳がんのしこりに引っぱられて、皮膚にえくぼのようなくぼみができる

しこりの近くを指でつまむと、くぼみが現れることも

しこり

かたくコリコリしたような感触が特徴

良性のしこりや、乳腺をしこりと感じてしまうことも多い。専門家でないと区別は難しいので、自己判断は避ける

乳頭のびらん（ただれ）

「パジェット病」という特殊ながんの場合、乳頭や乳輪に赤い湿疹やただれが見られる

皮膚のひきつれ 乳頭の陥没

乳がんのしこりに皮膚が引っぱられるために起こる

乳房の形の変化

乳がんが発生した側の乳房のサイズや形が大きく変化することがある

乳頭からの分泌物

分泌される液体が透明、白、黄色の場合は、乳がんの可能性は低い。茶色または赤っぽい場合は要注意

皮膚の色の変化

炎症を伴うがんの場合、皮膚の色が赤っぽくかわることがある。皮膚が厚くなり、毛穴が目立つような場合は要注意

乳頭のかゆみ

皮膚炎によって起こることも多いが、あわせて他の症状も見られる場合は注意が必要

皮膚の潰瘍

皮膚の近くにできた乳がんが進むと乳房の表面に潰瘍ができ、浸出液が出たり出血することがある

わきの下のリンパ節のはれ

感染症などによっても起こるが、乳がんが原因の場合、乳房のしこりより先に生じることもある

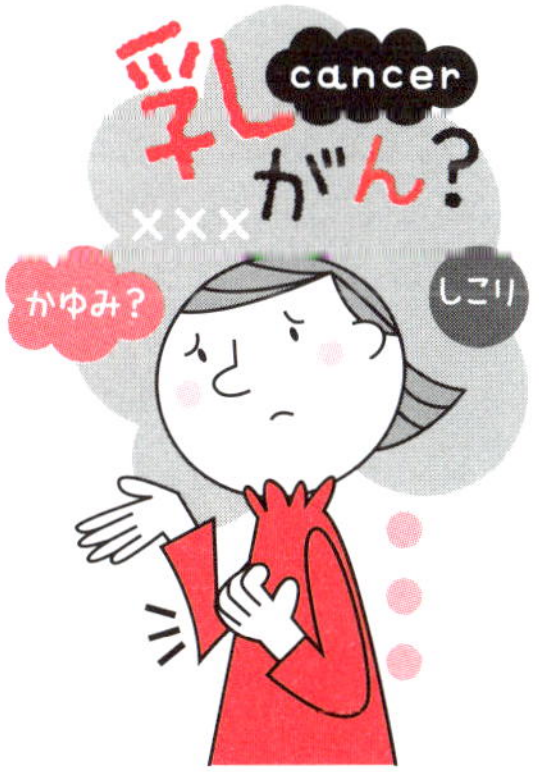

乳がんの基礎知識

乳がんのステージ区分

がんの進行度を示す「ステージ」

乳がんと診断されると、CTやMRI、骨《こつ》シンチグラフィなど、がんがどの程度広がっているかを調べる検査が行われます。そして、各種検査の結果を総合して、がんの**「ステージ（病期）」**を診断します。ステージとは乳がんの進行度を示すめやすで、0期～Ⅳ期の5段階に分けられています。このうちⅡ期とⅢ期はさらに細かく分類されており、全部で8つのステージ（病期）で表されます。乳がんのステージ区分を正確に知っておくことは、治療方針を決めるうえで欠かせません。

周囲への広がりやしこりの大きさで分類する

0期に分類されるのは、乳がんが乳管や小葉の基底膜内にとどまっている場合。周囲の組織に広がっていないことから**「非浸潤《ひしんじゅん》がん」**と呼ばれ、転移は起こしません。多くの場合、乳房にしこりができるのは、がんが基底膜外に広がってから。この状態を**「浸潤《しんじゅん》がん」**と言い、転移の可能性も出てきます。浸潤がんは、しこりの大きさと転移の有無、転移箇所によってⅠ期～Ⅳ期に分けられます。

ここが大事!!

●しこりのない乳がんの病期

乳がんには、進行してもしこりができないものもあります。乳頭や乳輪にがんが発生する「パジェット病」は、乳頭部のただれや湿疹などが主な症状。「炎症性乳がん」は、乳房が炎症を起こして腫れ、皮膚が厚く、毛穴が目立つようになるのが特徴です。どちらも進行度によるステージ診断は行われず、パジェット病はすべて0期、炎症性乳がんはすべてⅢB期に分類されます。

■乳がんのステージ分類■

<table>
<tr><th colspan="2">ステージ(病期)</th><th>がんの種類</th><th>しこりの大きさ</th><th>リンパ節転移</th></tr>
<tr><td colspan="2">0期</td><td>非浸潤がん</td><td>問わない
※パジェット病を含む</td><td>ない</td></tr>
<tr><td colspan="2">I期</td><td>浸潤がん
(早期乳がん)</td><td>2cm以下</td><td>ない</td></tr>
<tr><td rowspan="3">II期</td><td rowspan="2">A期</td><td rowspan="3">浸潤がん
(早期乳がん)</td><td>2cm以下</td><td>疑いがある</td></tr>
<tr><td>2.1～5cm</td><td>ない</td></tr>
<tr><td>B期</td><td>2.1～5cm</td><td>疑いがある</td></tr>
<tr><td rowspan="4">III期</td><td rowspan="2">A期</td><td rowspan="4">浸潤がん
(局所進行乳がん)</td><td>2cm以下</td><td>わきの下のリンパ節に転移があり、リンパ節どうしの癒着などがある。または胸骨の内側のリンパ節が腫れている</td></tr>
<tr><td>5.1cm以上</td><td>わきの下または胸骨の内側のリンパ節への転移がある</td></tr>
<tr><td>B期</td><td colspan="2">しこりの大きさやわきの下のリンパ節への転移に関係なく、しこりが胸壁にかたまってついていたり、皮膚上に現れて皮膚がくずれたりむくんだりしているもの
※炎症性乳がんを含む。</td></tr>
<tr><td>C期</td><td colspan="2">しこりの大きさに関係なく、わきの下のリンパ節と胸骨の内側のリンパ節の両方に転移がある。または、同じ側の鎖骨の上下のリンパ節に転移がある</td></tr>
<tr><td colspan="2">IV期</td><td>浸潤がん
(遠隔転移)</td><td colspan="2">しこりやリンパ節の状態に関係なく、肺、肝臓、脳、骨などに遠隔転移している</td></tr>
</table>

COLUMN

治療方法は自分で決める時代

●治療は医師まかせでいいの?

現在の医療は、治療法の選択肢が増え、何が最善の選択かは、患者さん自身の生活や価値観にかかわることが多くなりました。そのため、どんな治療をするか、最終的には患者さん自身による選択が求められるようになってきています。自分の病気や治療法について医師からよく説明を聞き、治療法を選択しなければなりません。

どんな治療法にも、それぞれメリット、デメリットがありますから、自分はどんな生活を希望するか、何を重視するか考えておくこと。どの治療法がよいか判断がつかないときも、自分の生活や考えを医師によく伝えて相談することが大切です。

●医師に聞いておきたいこと

自己決定する場合、情報をなるべく多く正確に知っておきましょう。それには最も医師が頼りになります。どんなことを確認すればいいのでしょう?

①診断の根拠(どんな検査で何がわかり、どのように判断したのか)

②どの臓器のどの部分に、どんながんができているのか?

③進行の程度・病状は? 転移はあるか?

④どんな治療法があるのか? それぞれのメリット、デメリットは?

⑤医師はどの治療を勧めるか、なぜその治療法がよいと思うのか? など

※「あなたが、家族が、がんと言われたら」日本医師会パンフレットより

第2章

乳がんの治療はこうして行われます

治療の基本

乳がんのさまざまな治療法

手術後に転移・再発を防ぐ治療が必要

　乳がんの治療の基本は、がんを切除すること。がんとその周辺の組織を手術によってとり除きます。手術法には乳房を部分的に切除する「**乳房温存**《にゅうぼうおんぞん》**手術**《しゅじゅつ》」と、乳房を全部切除する「**乳房**《にゅうぼう》**切除術**《せつじょじゅつ》」があり、がんのステージや患者さんの希望に合わせて選択します。そしてほとんどの場合、手術後に放射線療法や薬物療法を行います。乳がんは、浸潤がんになると同時に転移の可能性が出てきます。手術後の治療は、再発や転移を防ぐためのものです。

手術後に行う治療のいろいろ

　放射線療法は、乳房温存手術とセットで行われます。乳房切除術の場合も、再発のリスクが高ければ放射線療法が必要になります。薬物療法は使う薬によって、ホルモン療法、化学療法、分子標的療法に分けられ、どの薬を使うかはがんの性質などに合わせて決められます。ホルモン療法と化学療法など、タイプの異なる薬を組み合わせて使うこともあります。また、放射線療法に加えて薬物療法が必要な場合も少なくありません。

ここが大事!!

●局所と全身の治療が必要

　がんの治療は、手術や放射線療法など、がんができた部位に施す「**局所療法**」と、薬を使う「**全身療法**」を組み合わせて行うのが基本。手術だけで治療が完結することは、ほとんどありません。手術後の治療は、転移や再発を防ぐために欠かせないもの。治療方針を決める際、手術後の治療についても主治医ときちんと話し合い、有効な方法や期待できる効果、副作用などについて知っておくことが大切です。

■乳がんの主な治療法■

放射線療法

乳房温存手術のあとに行う。乳房切除術では、再発のリスクが高い場合にだけ行う

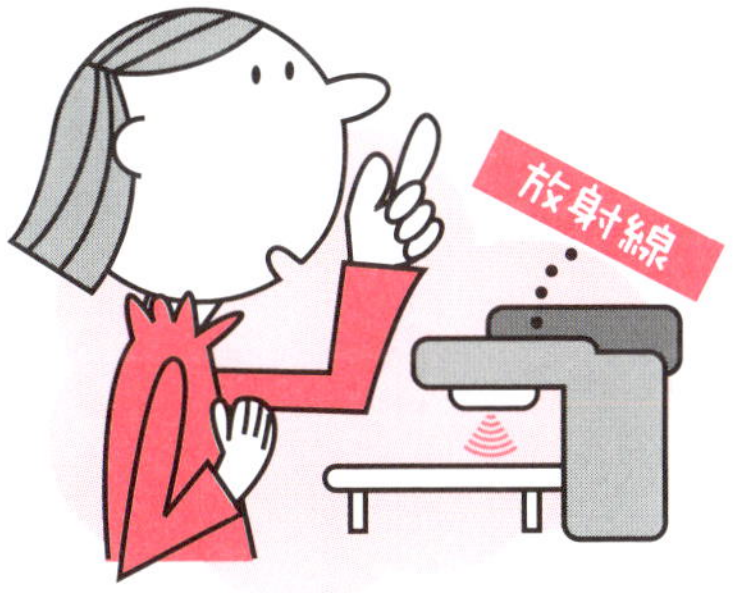

手術

がんとその周辺の組織をとり除く。乳房温存手術と乳房切除術がある

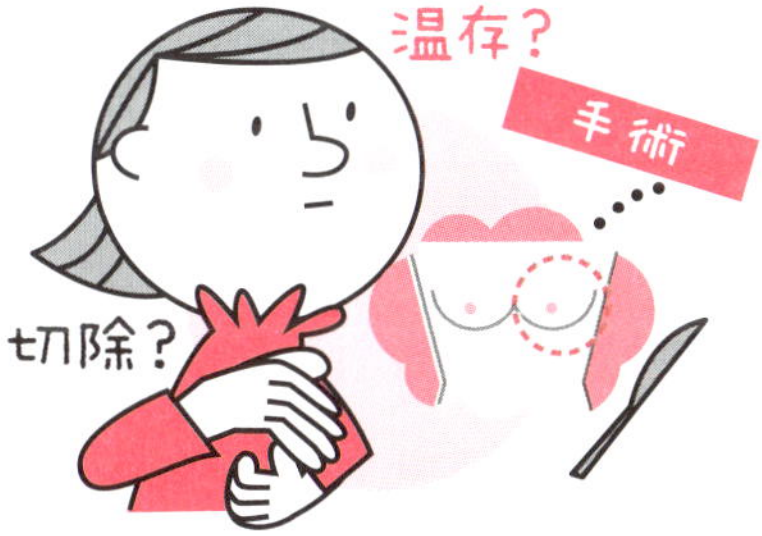

薬物療法

がんの再発・転移を防ぐために行う

ホルモン療法

ホルモン剤を使用

化学療法

抗がん剤を使用

分子標的療法

分子標的薬を使用

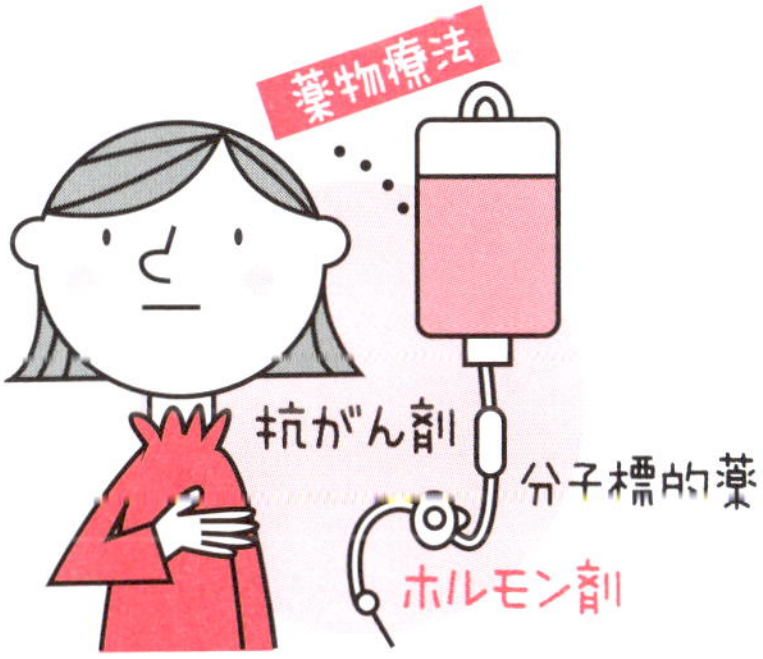

タイプの異なる薬を組み合わせて薬物療法を行ったり、放射線療法と薬物療法を組み合わせて行ったりする場合もある

治療の基本

治療の流れと目的

治療のねらいや目的を知っておく

乳がんの治療法を決める際、もっとも重要なポイントとなるのが、がんのステージです。一般に、０～Ⅱ期では手術や放射線療法による局所療法が主体。がんの広がりが小さく、局所療法によってとり除ける確率が高いためです。Ⅲ期では、手術前後の薬物療法が重視されます。薬でがんを小さくしたうえで手術を行うことが多く、手術後にも再発や転移を防ぐための全身療法を続けます。Ⅳ期の治療は、薬物療法が中心。転移した全身のがんをコントロールし、痛みなどをやわらげることが治療の目的となります。つらい症状を緩和するために、手術や放射線療法を行う場合もあります。

がんの性質によって効かない薬もある

がんのステージに加え、がんの性質も治療法を左右します。がんのタイプによって効く薬と効かない薬があるため、患者さんひとりひとりに合わせて薬を使い分ける必要があるからです。どの薬が有効かは、手術前に行う組織検査や、手術後に行われる病理診断によってわかります。

ここが大事!!

●納得できる治療法を選ぶ

がんには「**標準治療**」と呼ばれる治療法があります。大規模な臨床試験によって「現時点でもっとも効果が高い」と判断された治療法のことで、科学的な裏づけもしっかりとれています。多くの場合、医師から提案される治療法は標準治療に基づいたもの。ただし、すべての患者さんにとって標準治療がベストなわけではありません。最終的な治療方針は、患者さん個人の希望などもとり入れて決めていくことになります。

■乳がん治療の基本的な流れ■

局所療法

・手術
（乳房温存手術、乳房切除術）
・放射線療法

全身療法（薬物療法）

・化学療法（抗がん剤）
・ホルモン療法（ホルモン剤）
・分子標的療法（分子標的薬）

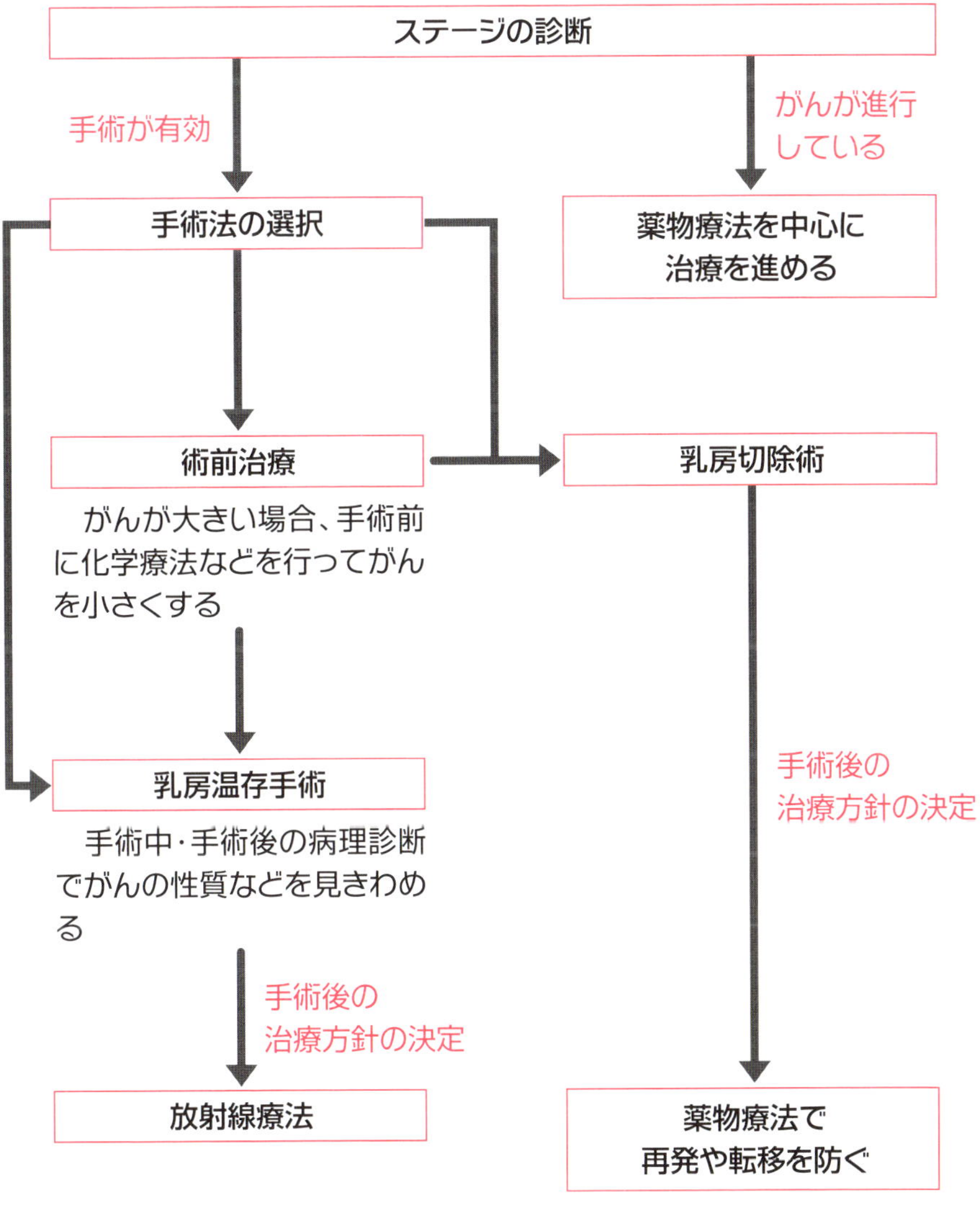

治療の基本

ステージ別の治療法

ステージによって治療法が異なる

Ⅰ期以降の浸潤がんになると、がん細胞がリンパ管や血管に入り込み、他の臓器に転移する可能性が出てきます。そのため、がんを切除する手術の際には必ずリンパ節への転移の有無を調べ、転移の可能性がある場合はそのリンパ節も切除しなければなりません。また、しこりの大きさや広がり具合によっては乳房温存手術が難しいこともあります。そのため、乳がんの手術法や手術後の治療法は、ステージによって大きく異なります。

Ⅲ期以降は薬物療法が主体

現在では、乳がんの手術は乳房温存手術が前提となっています。しこりが大きい場合、最初に化学療法でがんを小さくして乳房温存手術を行うこともあります。乳房温存手術を行った場合、ステージにかかわらず放射線療法が必要です。また、Ⅲ期になると、薬物療法が治療の中心になります。これはⅡ期までに比べ、乳房以外に転移している可能性が高くなるため。手術などの局所療法より、薬による全身療法の重要性が増してくるのです。

ここが大事!!

●0期の乳がんの治療

非浸潤がんである0期の場合、乳房温存手術と放射線療法を組み合わせる治療が一般的です。

薬物療法は必要ない場合が多いようです。

ただし、非浸潤がんであっても、広い範囲にがんが広がっている場合、乳房温存手術ではがんをとり残してしまう可能性があります。そのため、0期であっても乳房切除術が必要になることもあります。

■ステージ別・治療法の基本■

0〜Ⅱ期

がんの治癒と再発予防を目的とする

手術
↓
放射線療法
↓
薬物療法
必要に応じて行う

症状に応じて、薬物療法の術前治療を行うこともある

※薬物療法が必要な場合は、放射線療法の前に行うのが一般的

Ⅲ期

がんの治癒と再発予防を目的とする

術前治療
手術前に化学療法などを行い、がんを小さくする
↓
手術
↓
薬物療法
↓
放射線療法
必要に応じて行う

Ⅳ期

つらい症状の緩和と延命を目的とする

薬物療法
↓
手術
放射線療法
必要に応じて行う

乳がんの手術

乳がんの手術① 乳房温存手術

乳房を部分的に切除する

乳房温存手術は、乳房を残してがんとその周りの組織だけを切除する方法。現在では、乳がんの手術を行う際、まずは乳房温存手術が可能かどうかを検討します。切除のしかたにはいくつかの方法があり、がんの大きさや広がり方に応じて最適なものが選ばれます。がんのとり残しを防ぐため、切除した組織の端（断面）を顕微鏡で調べてがん細胞の有無を確認する検査が、手術中に行われます。断面またはその近くにがん細胞が含まれている場合は、乳房切除術に切り替えることもあります。手術は1・5～2時間ほどで終わり、入院期間は約7日間。手術の翌日には歩くことができます。

手術後には必ず放射線療法を受ける

乳房温存手術は、放射線療法とセットで行う治療法です。放射線療法が必要なのは、残した乳房の組織に、検査では発見できないほど小さながん細胞がひそんでいる可能性があるため。手術でとれなかったがんが増殖して大きくなる前に、放射線で死滅させることが目的です。

ここが大事!!

●放射線療法を行わない場合

乳房温存手術は放射線療法とセットで行う治療ですが、患者さんが70歳以上でステージがⅠ期、さらにホルモン療法が有効な場合は、乳房温存手術後の放射線療法が省略されることがあります。こうした条件にあてはまる人は乳房内への再発の可能性が低いと考えられるからです。また、放射線療法の副作用として起こることがある肺炎のリスクを避ける意味もあります。

■乳房温存手術の方法■

乳腺円状部分切除術

現在、もっとも多く行われている方法。しこりの周囲に1～2cm幅の余裕を見て、円状に組織をくりぬく。全身麻酔で行う場合がほとんど

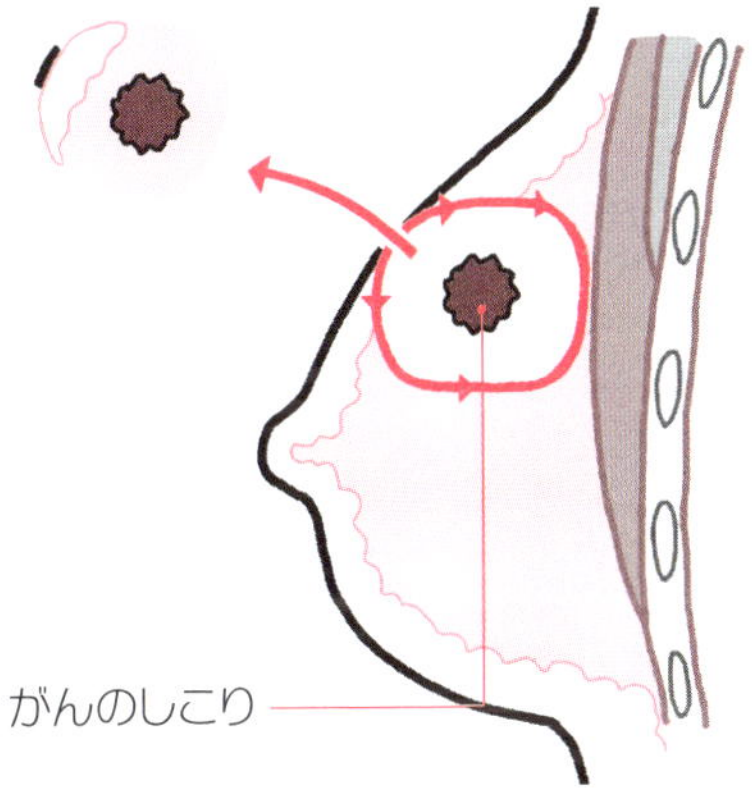

乳腺扇状部分切除術

しこりの周囲に1～2cm幅の余裕を見て扇状に組織をくりぬき、乳腺の下にある大胸筋の筋膜もとり除く。乳腺円状部分切除術より切除範囲が大きくなる。全身麻酔で行う

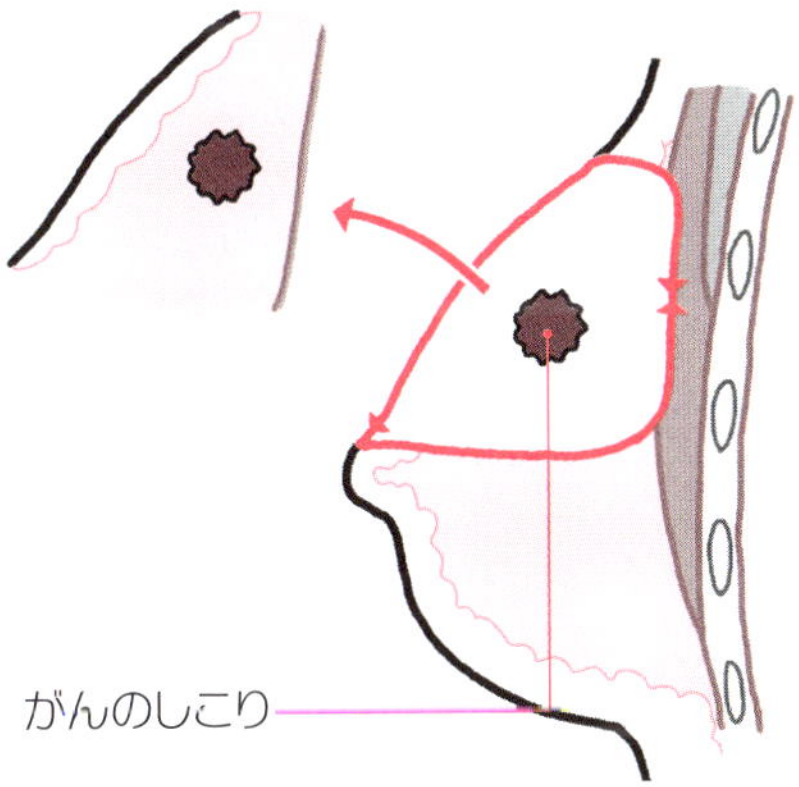

腫瘤摘出術

正常な乳腺をほとんど含めず、しこりだけを切除する。切除範囲は小さいが、がんをとりきれない可能性がある。局所麻酔でも可能なため、全身麻酔ができない場合などに限り、例外的に行われる

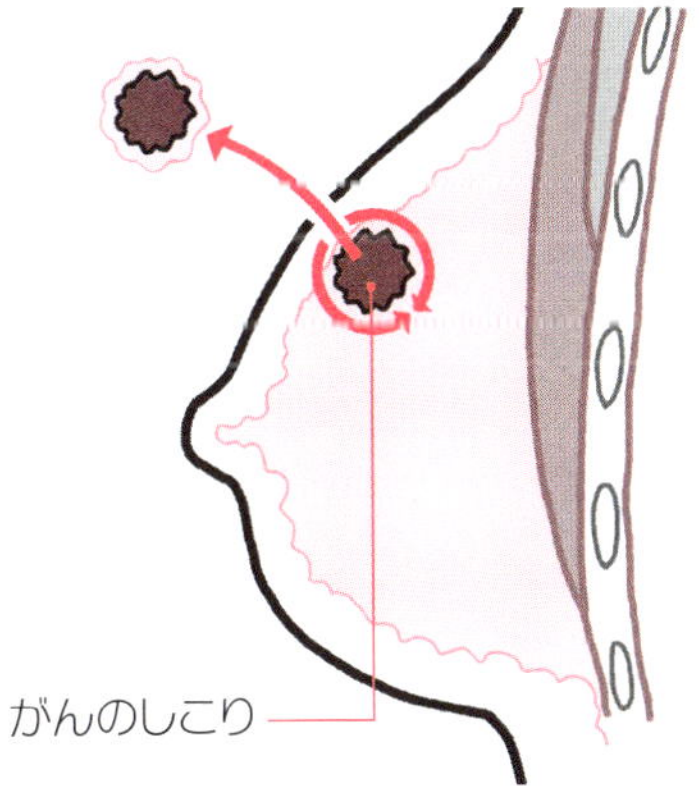

乳がんの手術

乳がんの手術② 乳房切除術

乳房温存手術ができない場合に行う

がんが広がっている、複数のしこりが広範囲にあるなど、乳房温存手術が適さない場合に行われるのが、乳房切除術。しこりを含め、すべての乳腺と乳頭、乳輪、表面の皮膚をとり除く手術です。乳腺の下にある大胸筋は残しますが、小胸筋は切除する場合もあります。わきの下のリンパ節までとり除くものを「**胸筋温存乳房切除術**《きょうきんおんぞんにゅうぼうせつじょじゅつ》」、リンパ節は残して乳房だけ切除するものを「**単純乳房切除術**《たんじゅんにゅうぼうせつじょじゅつ》」といいます。手術中にリンパ節への転移を調べる検査を行い、その結果によって手術法をかえることもあります。手術は1・5~2時間ほどで終わることが多く、入院期間は約7日間です。

乳房再建術で胸の形を整えることも可能

乳房切除術の場合、原則として放射線療法は必要ありません。ただし、胸筋に転移している可能性があるときは、手術後に放射線療法を行うこともあります。また、手術によって胸のふくらみは失われてしまいます。乳房の形を整えるためには、乳房再建術（50ページ~参照）が必要です。

ここが大事!!

●皮膚などを残す方法も

がんが乳頭に転移していなければ、皮膚と乳頭、乳輪、脂肪組織を残して乳腺だけを切除する「**乳頭温存乳腺全切除術**」も可能です。この手術法のメリットは、自分の皮膚などを残せるので、乳房を再建する際の仕上がりがよいこと。傷あとを小さくするため、内視鏡を使って行う方法もあります。ただし、術前や術中に十分な検査をしても、乳頭や乳輪、皮下などにがん細胞が残ってしまう危険性があります。

■乳房切除術の方法■

胸筋温存乳房切除術

しこりを含め、すべての乳腺、乳頭、乳輪、表面の皮膚、わきの下のリンパ節をとり除く。乳腺の下にある大胸筋は残すが、小胸筋は切除することも

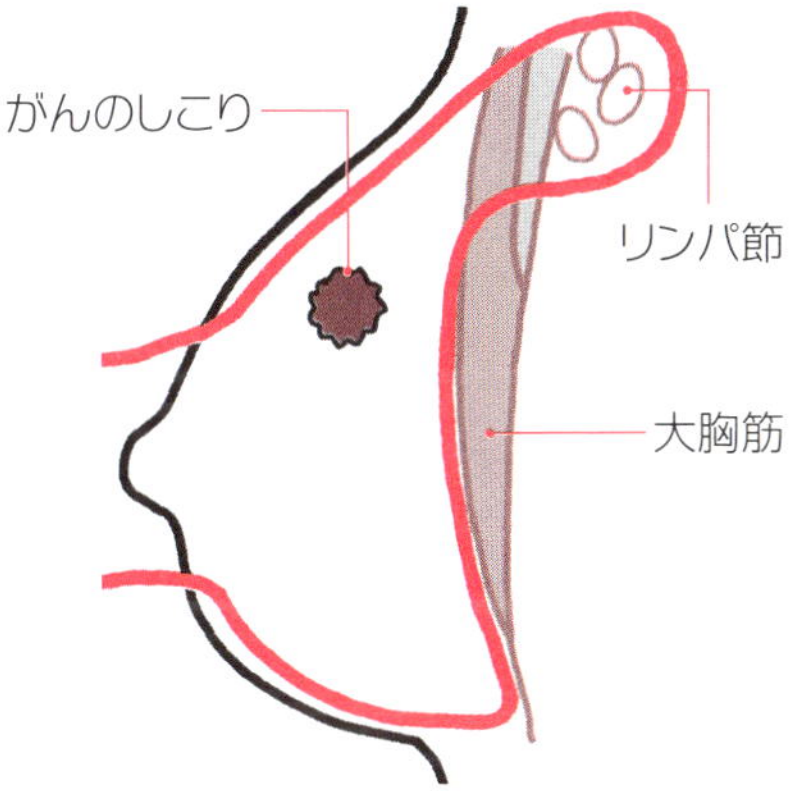

単純乳房切除術

しこりを含め、すべての乳腺、乳頭、乳輪、表面の皮膚をとり除くが、わきの下のリンパ節は残す

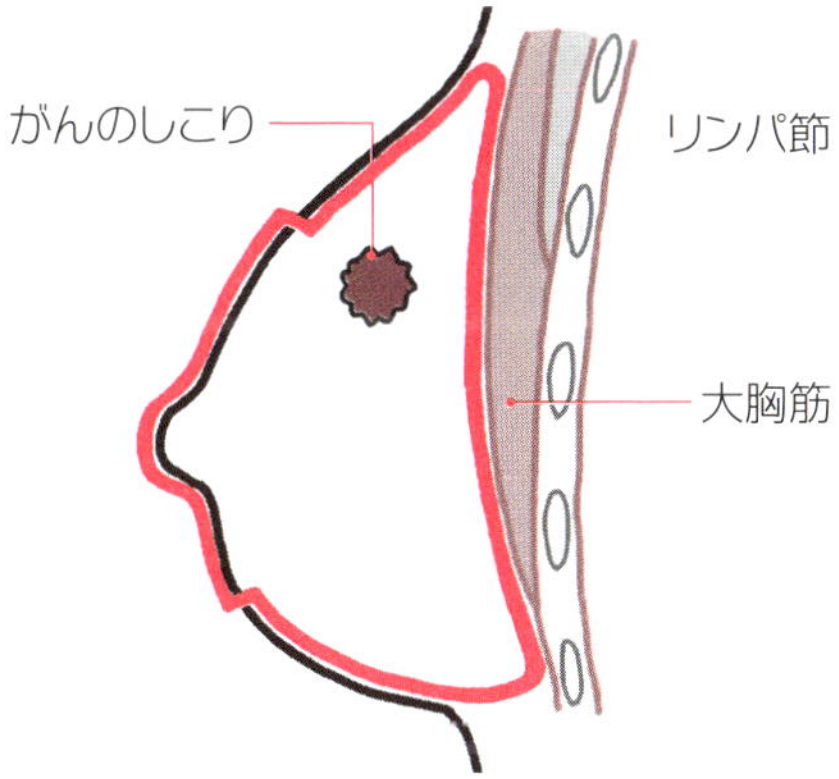

乳頭温存乳腺全切除術

皮膚と乳頭、乳輪、脂肪組織を残しく乳腺だけを切除する。内視鏡を使って行う方法もある

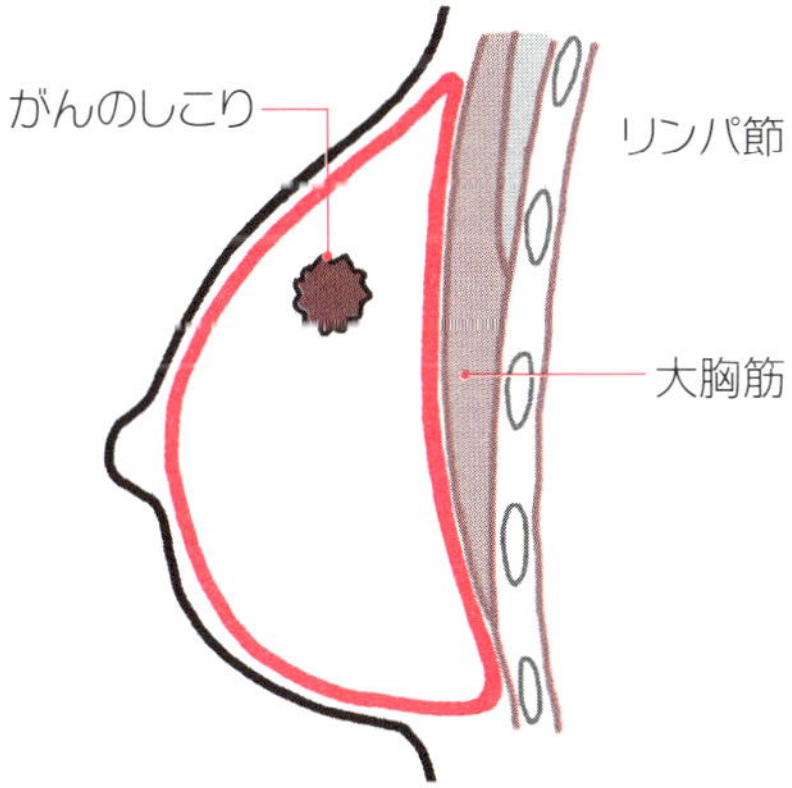

腋窩リンパ節郭清の意義

転移の有無を調べ リンパ節での再発を防ぐ

がんが乳房からほかの臓器へ広がる際、わきの下のリンパ節を経由していく場合がほとんど。リンパ節にがん細胞があるかどうかは、転移の可能性を見きわめる大切なポイントになります。ただし、手術前の検査では、リンパ節への転移があるかどうか正確に調べることができません。そのため多くの場合、乳房温存手術や乳房切除術と同時に「**腋窩《えきか》リンパ節郭清《せっかくせい》**」が行われます。腋窩リンパ節郭清とは、わきの下のリンパ節を切除すること。腋窩リンパ節郭清を行う目的は2つあります。1つめが、摘出したリンパ節を検査して転移の有無を調べること。2つめが、がん細胞におかされたリンパ節を切除して再発を防ぐことです。

リンパ節を 脂肪組織ごと切除

わきの下には10~100のリンパ節があります。脂肪の中に埋まったリンパ節を確実にとり除くには、脂肪組織ごと切除しなければなりません。腋窩リンパ節郭清は転移が起こりやすい部分から行いますが、切除範囲は転移の状態などによって異なります。

ここが大事!!

●腋窩リンパ節郭清の後遺症

腋窩リンパ節郭清を行うと、リンパの流れが滞るため、腕のむくみに悩まされることがあります。また、胸筋から腕につながる細かい神経が切断されて腕の感覚が鈍くなったり、違和感や痛みを感じたりする人もいます。むくみの予防・改善には、リハビリ（114ページ参照）が有効。また、リンパ節を切除した側の腕は細菌やウイルスに感染しやすくなっているため、傷をつくらない注意も必要です。

■腋窩リンパ節郭清の範囲■

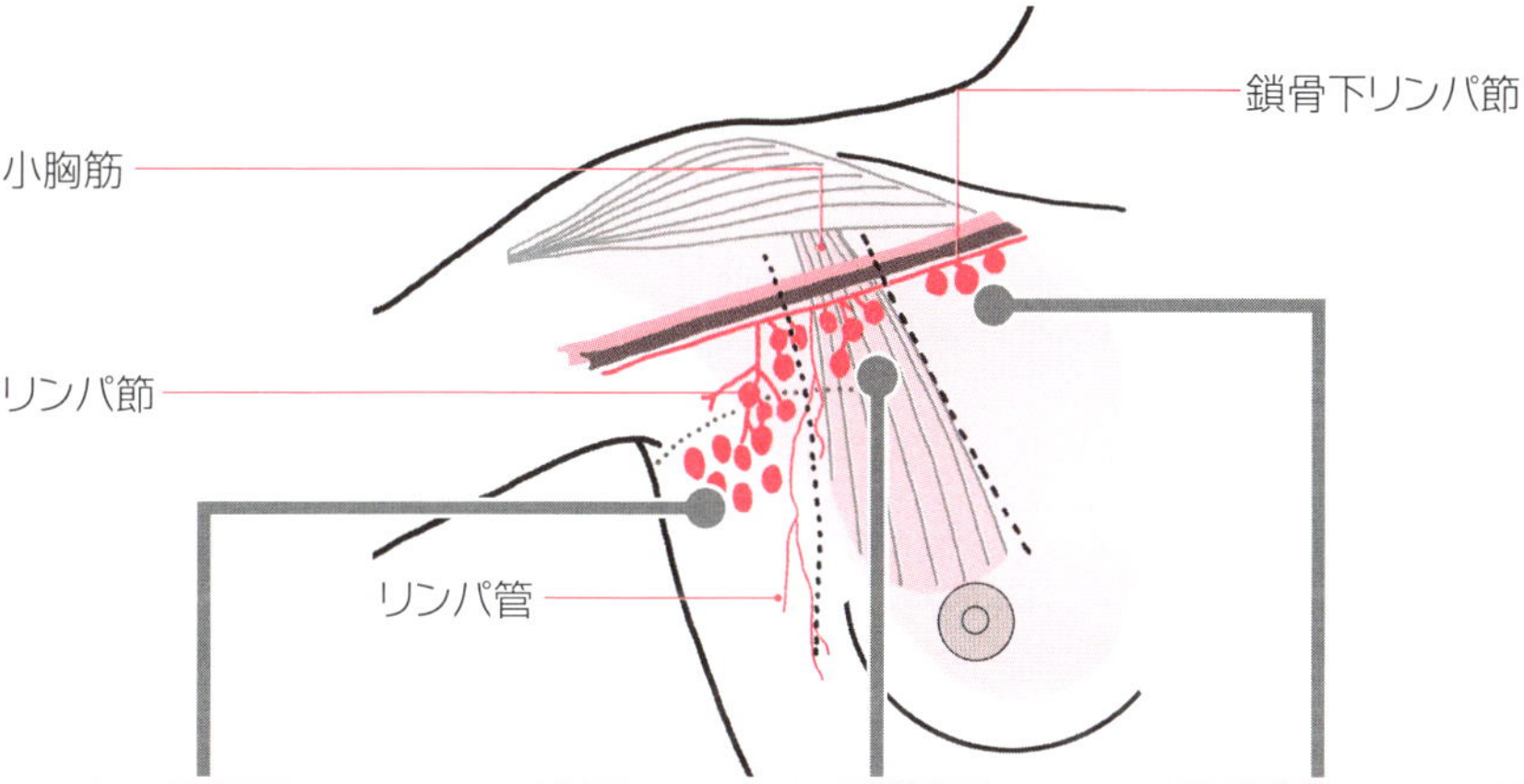

レベルⅠ
小胸筋より外側のリンパ節

レベルⅡ
小胸筋の裏側のリンパ節

レベルⅢ
小胸筋より内側のリンパ節（鎖骨下リンパ節）

現在では、切除する範囲はできるだけ小さくする傾向にある

腋窩リンパ節郭清

明らかな転移がない場合はレベルⅠまで切除。転移がある場合は、レベルⅡまたはⅢまで切除する

↓

摘出したリンパ節の検査

・転移の有無を調べる
・転移の数や位置からがんの進行度を予測し、治療方針のヒントにする

↓

がん細胞におかされたリンパ節の切除

・リンパ節での再発を防ぐ

乳がんの手術

センチネルリンパ節生検の効果

不必要な腋窩リンパ節郭清を避ける

腋窩《えきか》リンパ節郭清《せつかくせい》はがんの進行度を見きわめ、再発を防ぐうえで有効ですが、術後に腕のむくみなどの後遺症に悩まされる人も少なくありません。そこで、手術中に「**センチネルリンパ節《せつ》生検《せいけん》**」を行って転移の有無を調べ、転移がある場合にだけリンパ節郭清をする手術法も確立されてきました。「センチネルリンパ節」とは、がん細胞がリンパ管に入り込んだ場合、最初にたどりつくリンパ節のこと。つまり、このリンパ節に転移がなければ、ほかのリンパ節にも転移していないと考えることができるのです。

手術中の病理検査でリンパ節郭清の必要性を判断

センチネルリンパ節生検には2つ方法があります。1つめががんのある乳房に放射線を発する薬剤を注射する方法、2つめが乳輪の近くに色素を注射する方法で、両方を併用することもあります。薬剤や色素が最初に集まったリンパ節を1～3個摘出し、がん細胞の有無を調べる病理検査を、手術中に行います。この検査で転移がなければ、腋窩リンパ節郭清は行いません。

ここが大事!!

●手術後にも病理検査を行う

手術中に行われるセンチネルリンパ節生検で転移の有無が確定できる確率は、99パーセント前後と言われています。そのため、手術後にも転移の有無を調べる病理検査が行われ、その結果が最終的な診断結果となります。手術後に初めて転移がわかった場合は、再手術で腋窩リンパ節をとり除くか、腋窩への放射線療法を行います。また、センチネルリンパ節を経由せずに転移が起こる場合もあります。

センチネルリンパ節生検の方法

手術前の検査

↓ リンパ節への転移が確認できない

センチネルリンパ節生検

●放射線同位元素を使う方法

がんのある乳房の皮内に放射性同位元素（アイソトープ）を注射

↓

放射線探知機（ガンマプローブ）で元素を追跡

●色素を使う方法

がんのある乳房の皮内《ひない》に特殊な色素を注射

↓

色素に染まった部分を肉眼で確認

※2つの方法を併用することもある

センチネルリンパ節生検のメリットとデメリット

○転移がない人の腋窩リンパ節郭清を避け、後遺症を防ぐことができる

✕設備や人員の関係で、実施できる病院が限られている

✕センチネルリンパ節に転移がなくても、別のリンパ節を経由して転移が起こっている場合がある

↓

がんの周辺のリンパが最初に到達するリンパ節（センチネルリンパ節）を見つける

↓

1～3個のセンチネルリンパ節を摘出

↓

病理検査を行い、がん細胞の有無を調べる

転移なし ↓ 腋窩リンパ節郭清は行わない

転移あり ↓ 腋窩リンパ節郭清を行う

（手術前の検査で リンパ節への転移が確認できる → 腋窩リンパ節郭清を行う）

↓

手術後の病理検査

転移なし ↓ 経過観察

転移あり ↓ 腋窩リンパ節郭清または腋窩への放射線療法

乳がんの術前治療

手術前に行う術前全身療法

手術前の薬物療法でがんを小さくする

がんの広がり方や希望する手術法によっては、手術の前に薬物療法を行うことがあります。以前はステージがⅢ期の乳がんに対して行われていましたが、現在ではⅠ~Ⅱ期であっても行うことが珍しくありません。手術前に行う薬物療法のねらいは、がんのしこりを小さくすること。乳房切除術が必要なほどがんが広がっていても、手術前の薬物療法によって乳房温存手術が可能になることもあります。また、薬物療法は全身に対する治療なので、リンパ節やほかの臓器に転移したがんに対しても効果を発揮します。薬物療法が効果を上げると、手術の前にがんが消えてしまうこともあります。

患者さんへの薬の効き方も確認できる

手術前の薬物療法には、主に抗がん剤が使われますが、最近ではホルモン剤も有効であることがわかってきました。術前治療の場合、がんが縮小するかどうかで、薬の効果がはっきりわかります。患者さんに対する薬の効き方が確認できることは、再発・転移を防ぐ術後治療にも役立ちます。

ここが大事!!

●薬物療法が効かないことも

抗がん剤などの薬は、数週間の間をおいて数回投与する必要があります。術前療法の場合、薬が効けばよい結果が得られますが、効かないと、薬物療法にかけた時間の分だけ手術の時期が遅れてしまうというリスクがあります。治療に使う薬は検査結果をもとに慎重に選ばれますが、がんのタイプや患者さんの状態によって薬の効き方が異なるため、期待した効果が得られないこともあります。

■術前全身療法の効果■

薬の効果を確認できる

がんが縮小するかどうかで、使用した薬の効果がわかる

術前療法で効果があった薬は、再発・転移を予防するための術後治療でも効果が期待できる

がんを小さくすることができる

がんが小さくなり、乳房温存手術や、治癒をめざす手術が可能になる

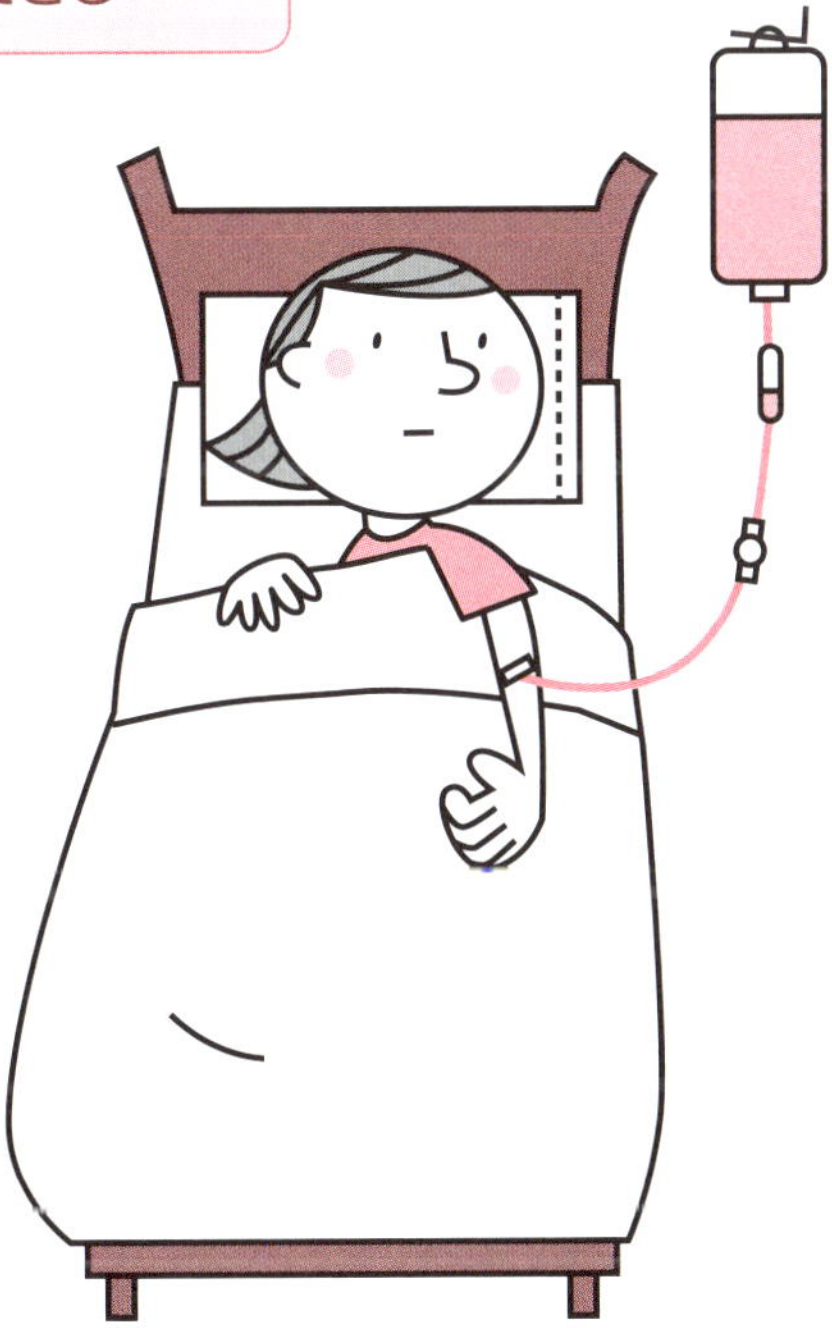

小さな転移を治療できる

リンパ節やほかの臓器などに転移したがんを、小さいうちに治療することができる

全身療法を早く始められる

全身に効果がある薬物治療を早い段階で始めることによって、再発・転移を防ぐ効果も高まる

放射線療法の目的と効果

放射線を照射してがん細胞を死滅させる

放射線療法は、高いエネルギーのX線や電子線を照射し、がん細胞を死滅させる治療法です。目的は、患部の周辺に残っている可能性がある小さながんを死滅させて再発を防ぐこと。放射線は、体を通り抜ける際、細胞のDNAを傷つけます。正常な細胞は傷ついても回復することができますが、がん細胞は放射線に弱いため、放射線を浴びると死滅してしまうのです。乳房温存手術に放射線療法を組み合わせると乳房内での再発率が下がることは、多くの研究で実証されています。ただし、妊娠中の人や膠原病《こうげんびょう》の患者さん、同じ側の乳房や胸筋に一定量の照射を行ったことがある人などは、放射線療法を受けることができません。

乳房切除術のあとに必要なことも

放射線療法が必要なのは、主に乳房温存手術のあとですが、再発のリスクが高い場合は乳房切除術のあとにも行います。また、がんを小さくするための術前の局所療法や、脳や骨に転移したがんの症状を緩和するための治療にも用いられることがあります。

ここが大事!!

●薬物療法との併用も

がんの進行度などによっては、放射線療法と薬物療法を併用することがあります。ホルモン療法は放射線療法と同時に行うことができますが、化学療法（抗がん剤治療）は時期をずらす必要があります。これは、放射線療法と化学療法を同時に行うと副作用が出やすくなるためです。一般に、全身療法である化学療法を優先し、そのあとで放射線療法を行うことが多いようです。

■放射線療法の目的■

乳房温存手術

切除した部位のまわりに、検査をしてもわからないほど小さながんが残っている可能性がある

乳房切除術

乳房はすべて切除したが、がんが胸筋に大きく食い込んでいたり、わきの下のリンパ節への転移が4個以上あった場合、再発のリスクが高い

↓

放射線療法

潜んでいるかもしれないがん細胞を死滅させ、再発を防ぐ

乳房やわきの下のリンパ節以外への転移がある場合、胸壁、鎖骨周辺、わきの下に放射線を照射することがある

放射線療法を行うその他のケース

- がんの広がりが大きい場合、手術前に放射線療法を行ってがんを小さくする
- 骨への転移による痛みをやわらげる
- 脳への転移による神経症状をやわらげる

など

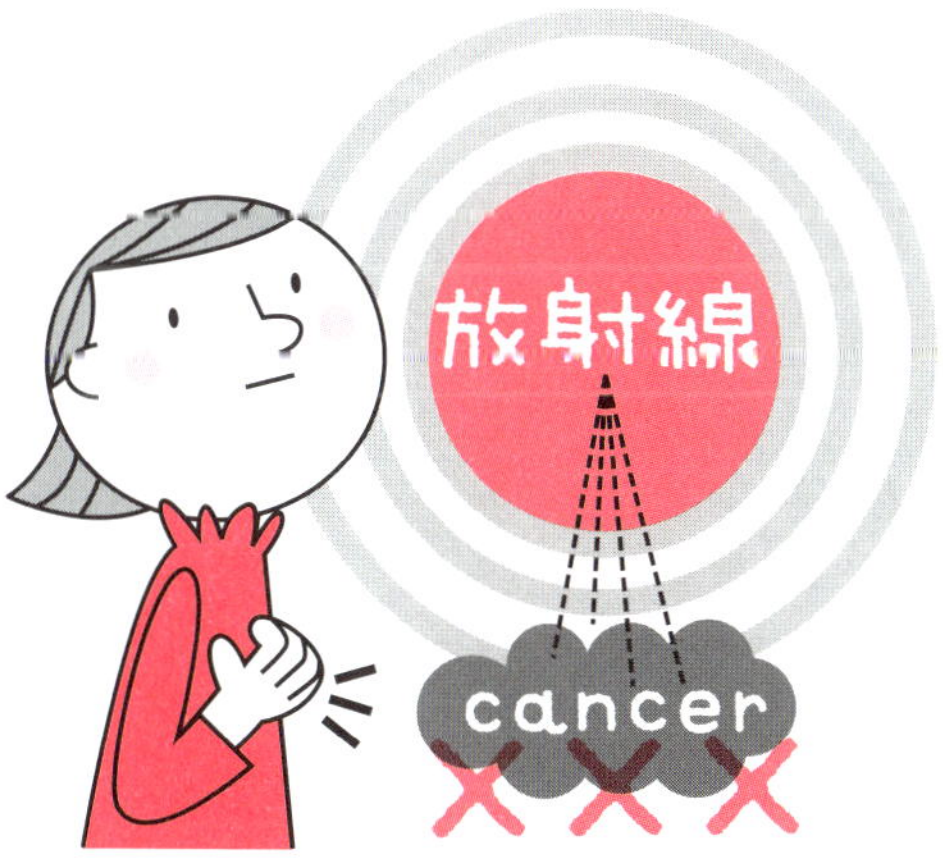

乳がんの術後治療

放射線療法の方法

週5回、5週間の治療が一般的

乳房温存手術後の放射線療法は、手術後の病理診断（切除した組織を検査し、がんのタイプや大きさなどを確認する）の結果が出て、患部の創《きず》が落ち着いてから行います。開始時期は、手術後3～4週間めごろになることが多いようです。通常は外来で、1日1回、1～2分間の照射を行います。5日間続けて照射し、土曜と日曜の2日間は休むサイクルを5回くり返すのが一般的です。また、病理検査で摘出した部分の端（断面）やその近くにがん細胞が見つかった場合は、切除した部分の周辺だけに追加照射が必要になります。これを「**ブースト照射**」といい、通常の放射線療法の終了後、さらに5回の照射を行います。

痛みや熱さなどは感じない

放射線療法を行う際は、まずCT撮影を行い、照射箇所にマジックで印をつけます。患者さんはあおむけになり、両腕を上げた姿勢で照射を受けます。痛みや熱さを感じることはなく、心臓や肺などに放射線が当たらないように照射方法も工夫されています。

ここが大事!!

●体調管理をしっかりと!

放射線療法は、乳房などに残っているかもしれない小さながんが成長する前に行うことが大切。毎日の通院は大変ですが、連続して照射を行うことで再発予防効果が高まるので、治療のスケジュールはきちんと守りましょう。38度以上の熱があると放射線の照射を行えないため、かぜなどの感染症にも注意します。治療期間中は、ふだん以上に体調管理に気を配りましょう。

■放射線療法の受け方■

1 CT撮影

照射箇所を決め、照射方法を計画する

2 放射線照射

照射箇所に印をつける

上半身は衣服を脱ぎ、あおむけになって両腕を上げる。1回の照射にかかる時間は1～2分

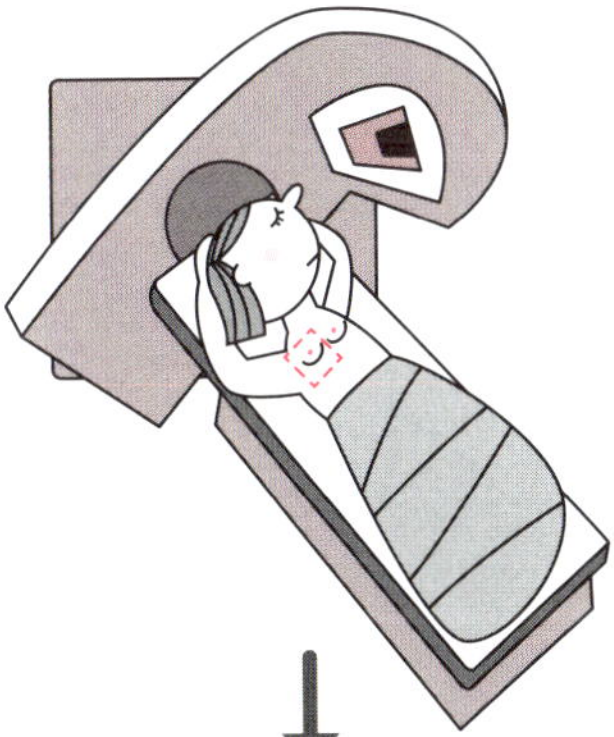

連続して5日間（月曜日～金曜日）行い、
2日間（土曜日～日曜日）休む
×
5週間

1回の照射量は約2グレイ。5日間×5週間で、合計約50グレイの放射線を照射する

手術後の病理診断で必要と判断された場合

3 ブースト照射

切除した部分の周辺だけに範囲をしぼり、さらに5回の照射を行う

1回の照射量は約2グレイ。5日間で、合計約10グレイの放射線を追加照射する

乳がんの術後治療

ホルモン療法の目的と効果

女性ホルモンの影響を受けるがんの増殖を止める

ホルモン療法は、女性ホルモンの分泌や働きを抑えることでがんの増殖を止める治療法です。乳がんの6～7割は、女性ホルモンの一種であるエストロゲンやプロゲステロンの影響を受けて増殖します。女性ホルモンによる影響の有無は、乳がん細胞にホルモン受容体（女性ホルモンと結びつくタンパク質）があるかどうかで決まります。ホルモン療法を行うのは、がん細胞が、エストロゲン受容体とプロゲステロン受容体の両方、またはどちらかをもっている場合です。ホルモン受容体の有無は、手術後の病理診断などによってわかります。

副作用は少ないが治療期間は長い

ホルモン療法で用いるホルモン剤は、内服薬または注射薬です。正常な細胞にはほとんど影響を及ぼさないため、化学療法のようなはげしい副作用はほとんどありません。ただし効きめが穏やかな分、治療期間は長くなります。また、ホルモン受容体がないタイプのがんには、ホルモン療法の効果は期待できません。

ここが大事!!

●ホルモン感受性とは

ホルモン受容体をもつ乳がんのことを、「ホルモン感受性がある」と言います。ただし、がん細胞の性質は一律ではないため、「感受性あり」と診断された場合でも、ホルモン受容体をもつ細胞と、もたない細胞が混在しています。ホルモン剤は受容体をもつ細胞だけに作用するため、受容体をもつ細胞の割合が多い（ホルモン感受性が高い）人ほど、ホルモン療法がよく効くことになります。

■ホルモン療法の効果■

●女性ホルモン受容体の有無

※実際には、エストロゲン受容体がなく、プロゲステロン受容体があることはまれ

	ケース1	ケース2	ケース3	ケース4
エストロゲン受容体	あり	あり	なし	なし
プロゲステロン受容体	あり	なし	あり ※	なし

ケース1〜3 → **ホルモン療法の効果が期待できる**

乳がん患者さん全体の6〜7割!

ホルモン療法のメリットとデメリット

○はげしい副作用がほとんどない
✕治療期間が長い（薬の種類によって異なるが、5〜10年）
✕ホルモン受容体がないタイプのがんには効果が期待できない

ケース4 → **ホルモン療法の効果が期待できない**

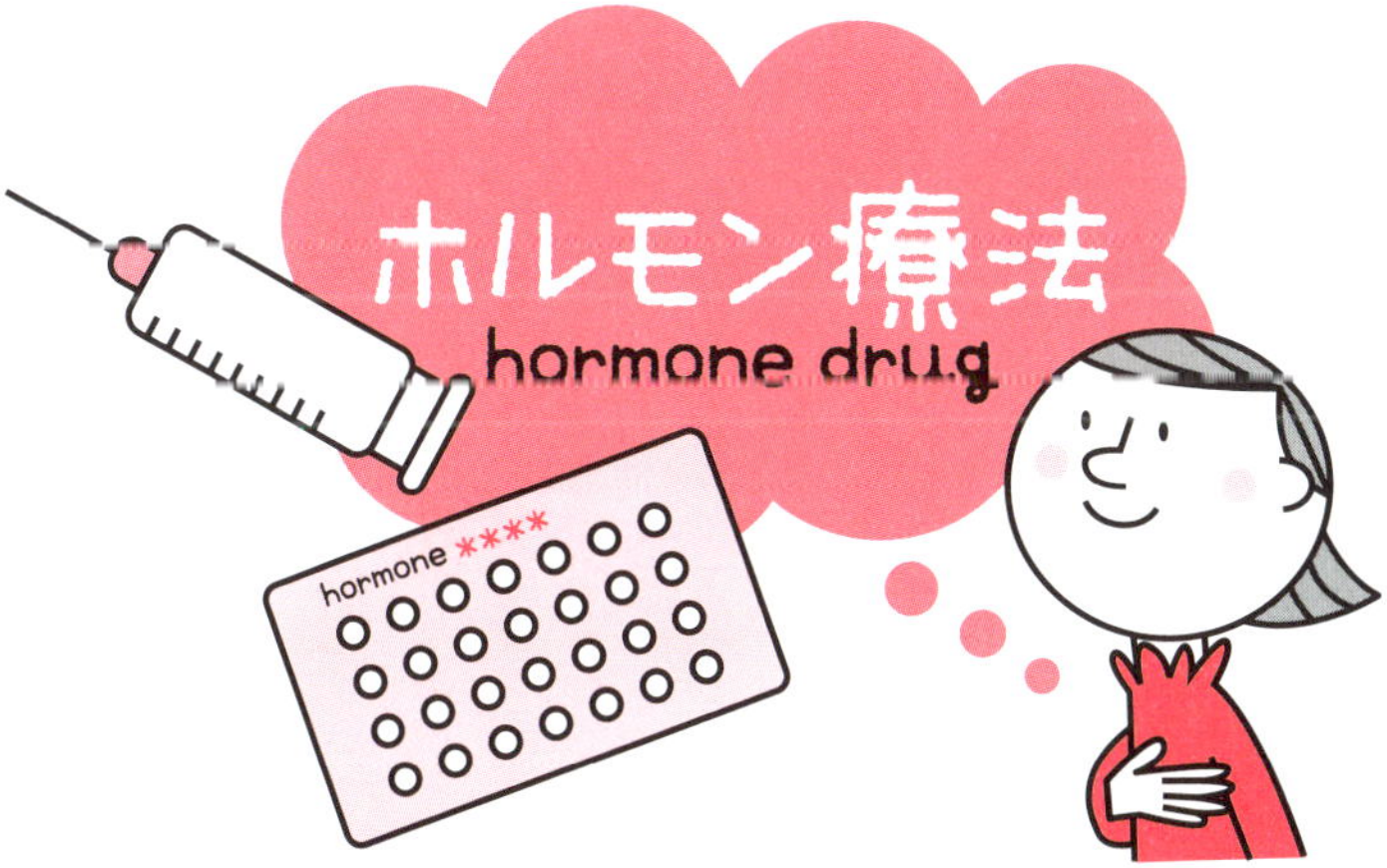

ホルモン療法に用いる薬

ホルモン療法剤の種類と効果

ホルモン療法に用いる薬は、働きによって①～④のように4種類に分類されます。

①抗エストロゲン剤

エストロゲン受容体に結合してエストロゲンをブロックします。

副作用 ほてり、動悸《どうき》、発汗など更年期のような症状のほか、おりものの増加、性器出血、膣炎《ちつえん》、体重増加、長期服用の人では血栓などもあります。

②LH・RHアゴニスト製剤

脳下垂体に働きかけ、卵巣でエストロゲンがつくられるのを防ぎます。

副作用 めまい、肩こり、頭痛など更年期のような症状のほか、排尿障害、肝障害、投与終了後の月経回復の遅れなどもあります。

③アロマターゼ阻害剤

閉経後のエストロゲン産生にかかわるアロマターゼの働きを抑えます。

副作用 更年期のようなほてり、頭痛などのほか、関節痛、骨量減少、吐き気、食欲不振などです。

④合成黄体ホルモン剤

合成した黄体ホルモン。ほかのホルモン剤が効かない場合に使われます。

副作用 血栓症、体重増加、ムーン

ここが大事!!

●化学療法を併用することも

ホルモン療法は副作用が軽く患者さんの負担が小さいため、薬がよく効く場合は、できるだけホルモン療法だけで術後治療を終えます。ただし、がんの悪性度や広がり方、ホルモン感受性の程度などによっては、化学療法も行ったほうがよいことがあります。また、若い患者さんの場合は、ホルモン療法が効果を上げていても、より確実に再発を防ぐために化学療法を併用することも少なくありません。

フェイス（満月様顔ぼう）、浮腫《ふしゅ》、性器出血などです。副作用の頻度がほかのホルモン療法剤に比べて高いことから再発予防には用いません。

閉経しているかどうかで薬の選択がかわる

閉経の前とあとでは女性ホルモンのつくられ方がかわるため、ホルモン剤を選ぶ際は閉経しているかどうかが重要なポイントになります。

閉経しているとみなされるのは、60歳以上である、45歳以上で1年以上月経がない、卵巣を両方摘出している、のいずれかに当てはまる場合です。子宮を摘出している患者さんは、血液検査でホルモンの状態を調べて判断します。

■ホルモン療法に使われる主な薬■

分類	一般名	投与方法	適応
抗エストロゲン剤	タモキシフェン	毎日内服	閉経後
	トレミフェン		
LH-RH アゴニスト製剤	リュープロレリン	4週間に1回皮下注射	閉経前
	ゴセレリン	4週間に1回または12週間に1回皮下注射	
アロマターゼ阻害剤	アナストロゾール	毎日内服	閉経後
	レトロゾール		
	エキセメスタン		
合成黄体ホルモン剤	メドロキシプロゲステロン	毎日内服	閉経前 閉経後

化学療法の目的と効果

抗がん剤でがん細胞を死滅させる

化学療法は、毒性のある抗がん剤でがん細胞を攻撃する治療法。体内にちらばった小さながんを死滅させるために行います。抗がん剤の問題点は、がん細胞だけでなく正常な細胞も傷つけてしまうこと。そのためにさまざまな副作用が起こりますが、正常な細胞はがん細胞より抵抗力があるため、回復が可能。抗がん剤は、「がん細胞には耐えられないけれど、正常な細胞は回復できる」強さのものを投与することによって効果を発揮するのです。

抗がん剤の種類と特徴

抗がん剤は、がんを攻撃する方法によって大きく4種類に分類されます。

①代謝拮抗薬

がん細胞のＤＮＡ合成を阻害する。

②アルキル化薬

がん細胞のＤＮＡの構造を変化させ、死滅させる。

③アンスラサイクリン系薬

がん細胞のＤＮＡと結合し、ＤＮＡの合成を阻害する。

④タキサン系薬剤

がん細胞の細胞分裂を妨げる。

ここが大事!!

●初回の治療が大切!

化学療法は主に、乳房以外への転移が考えられる場合に行います。転移していても、小さいうちなら抗がん剤で死滅させ、完治も可能。がんが大きいほど完治は困難になるため、化学療法では初回の治療が重要です。転移の可能性が低くても、再発・進行しやすいがんの場合やホルモン療法の効果が期待できない場合、あるいはホルモン感受性があっても大きながんの場合などには、最初から化学療法を行うことがあります。

■化学療法に使われる主な薬■

分類	一般名	投与方法
代謝拮抗薬 がん細胞のDNAの合成を阻害する	フルオロウラシル	静脈注射・内服
	ティーエス・ワン	内服
	テガフール・ウラシル	
	ドキシフルリジン	
	カペシタビン	
	メトトレキサート	静脈注射
アルキル化薬 がん細胞のDNAの構造を変化させ、死滅させる	シクロホスファミド	静脈注射・内服
	チオテパ	静脈注射
アンスラサイクリン系薬 がん細胞のDNAと結合し、DNAの合成を阻害する	アドリアマイシン（ドキソルビシン）	静脈注射
	エピルビシン	
	ピラルビシン	
	マイトマイシンC	
タキサン系薬剤 がん細胞の細胞分裂を妨げる	ドセタキセル	静脈注射
	パクリタキセル	
	ナブ-パクリタキセル	
その他	エリブリン	静脈注射
	ナベルビン	

化学療法の方法

2～3種の抗がん剤を組み合わせて用いる

抗がん剤は1種類の薬を大量に使うと、副作用が強く現れる心配もあります。そのため、再発予防のための化学療法は、がんを攻撃する方法が異なる複数の抗がん剤（44ページ参照）を組み合わせて行うのが原則です。これを「**多《た》剤《ざい》併《へい》用《よう》療《りょう》法《ほう》**」といいます。ただし、タキサン系薬剤は単独で使われることもあります。

また、進行再発乳がんの場合も、強い副作用を回避するために単剤を基本とした抗がん剤の治療が行われます。

休薬期間をおいて数サイクルくり返す

化学療法は、薬を投与したあと3～4週間おいてから次の投与を行います。1回の治療（投薬と休薬期間）を「**1サイクル（クール）**」と呼び、再発予防の治療では薬の種類に合わせて3～8サイクルくり返します。傷ついた正常な細胞は休養期間中に回復することができますが、回復力が弱いがん細胞は十分に修復されません。そのタイミングでさらに抗がん剤を投与し、効率よくがん細胞を弱らせていくのです。

ここが大事!!

●自分自身で体調管理を

化学療法は原則として外来で行うため、患者さん自身の体調管理が大切です。化学療法によって白血球が減り、感染症にかかりやすい状態になっているので、かぜなどには要注意。体調の変化や副作用と思われる症状に気づいたら、がまんせず、早めに主治医に相談しましょう。副作用をやわらげる薬を処方する、薬の種類や量を変更するなどの対応が可能な場合もあります。

■多剤併用療法の例■

療法名	使用する薬の一般名	投与方法	投与日	投与間隔とサイクル数
AC	アドリアマイシン（ドキソルビシン）	静脈注射	1日め	3週間ごと4サイクル
	シクロホスファミド			
EC	エピルビシン	静脈注射	1日め	3週間ごと4サイクル
	シクロホスファミド			
CMF	シクロホスファミド	内服	1～14日め	4週間ごと6サイクル
	メトトレキサート	静脈注射	1日めと8日め	
	フルオロウラシル			
FEC	フルオロウラシル	静脈注射	1日め	3週間ごと6サイクル
	エピルビシン			
	シクロホスファミド			
CEF	シクロホスファミド	内服	1～14日め	4週間ごと6サイクル
	エピルビシン	静脈注射	1日めと8日め	
	フルオロウラシル			
TC	タキソテール	静脈注射	1日め	3週間ごと4サイクル
	シクロホスファミド			
TAC	タキソテール	静脈注射	1日め	3週間ごと4～6サイクル
	アドリアマイシン			
	シクロホスファミド			

※療法名は、使用する薬の頭文字を組み合わせて表される。

分子標的療法とは

がん細胞だけを集中的に攻撃する

「分《ぶん》子《し》標的《ひょうてき》療法《りょうほう》」とは、正常な細胞は傷つけずにがん細胞を攻撃する治療法です。がん細胞を見分ける目印となるのが、細胞の表面にある**「HER2《ハーツー》タンパク」**。主な働きは、細胞に増殖の命令を出すことです。正常な細胞にもわずかに存在しますが、がん細胞の中にはＨＥＲ２タンパクが異常に多いものがあるのです。治療に使われる分子標的治療薬（トラスツズマブ）は、ＨＥＲ２タンパクに結合して増殖の命令を止めます。また、ＨＥＲ２タンパクとトラスツズマブが結合したものは免疫系の標的になるため、免疫細胞からも攻撃されて死滅していきます。

抗がん剤との併用でさらに効果が高まる

分子標的療法が有効なのは、がん細胞がＨＥＲ２タンパクを多くもっている場合。乳がん患者さんの20～30％が該当します。ＨＥＲ２タンパクの有無や量は、手術後の病理診断でわかります。トラスツズマブは単独で使っても有効ですが、抗がん剤と組み合わせて使うことで、より高い効果を発揮することがわかっています。

ここが大事!!

●抗がん剤より比較的副作用が少ない

分子標的療法に用いるトラスツズマブは、1週間または3週間に1回、静脈注射で投与します。標準的な治療期間は1年間。抗がん剤にくらべて副作用が少ない療法です。術後の再発予防にはトラスツズマブが使われますが、がんが転移再発した場合の治療には、別の種類の分子標的治療薬も用いられます。しかし、心臓への影響があるので、心臓の機能検査をあわせて行う必要があります。

■分子標的治療薬の働き■

HER2タンパク

特定の物質が結合すると、がん細胞に増殖の命令が伝わる

HER2タンパクが多いと、がん細胞の増殖が活発になるため、再発や転移が多い

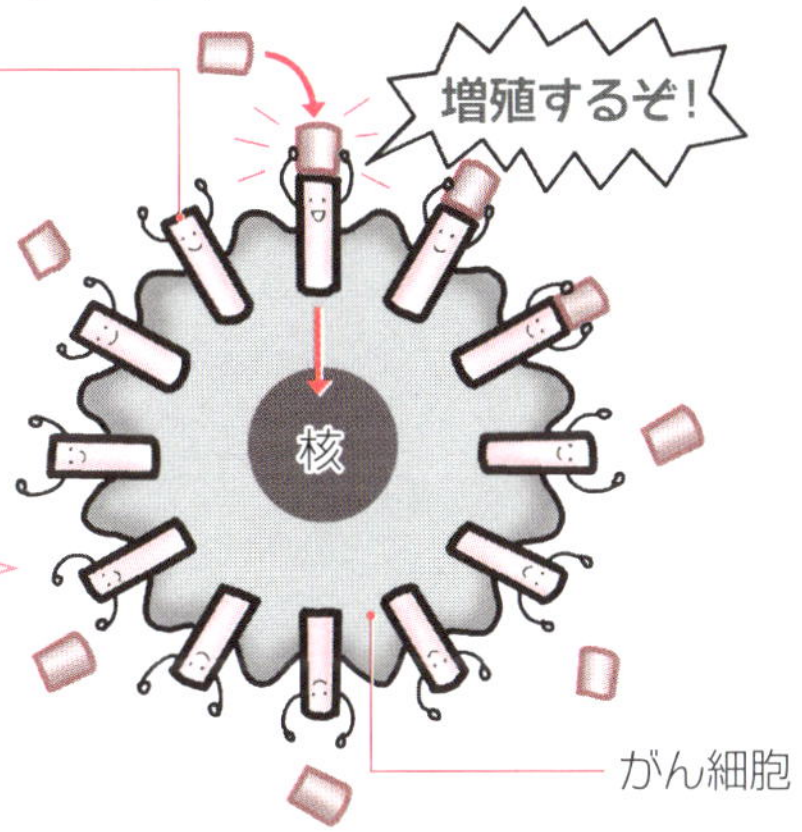

トラスツズマブ

HER2タンパクに結合する

増殖の命令を出すきっかけとなる物質が結合できなくなり、増殖が止まる

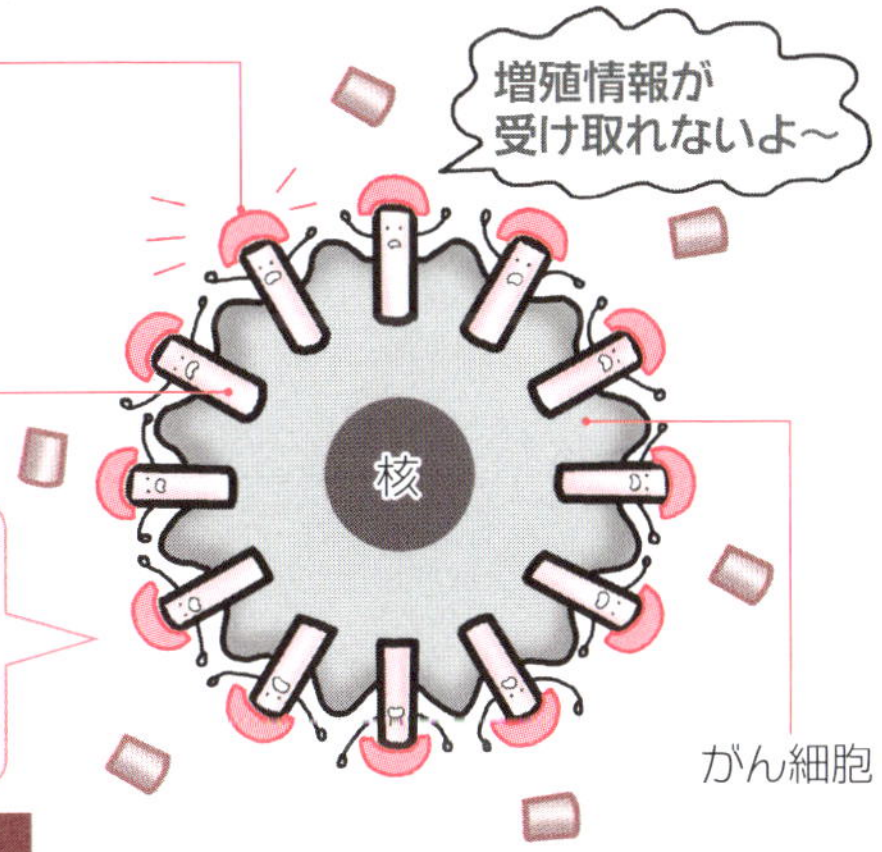

免疫細胞

HER2タンパクとトラスツズマブの結合体を免疫細胞が攻撃する

↓

がん細胞が死滅する

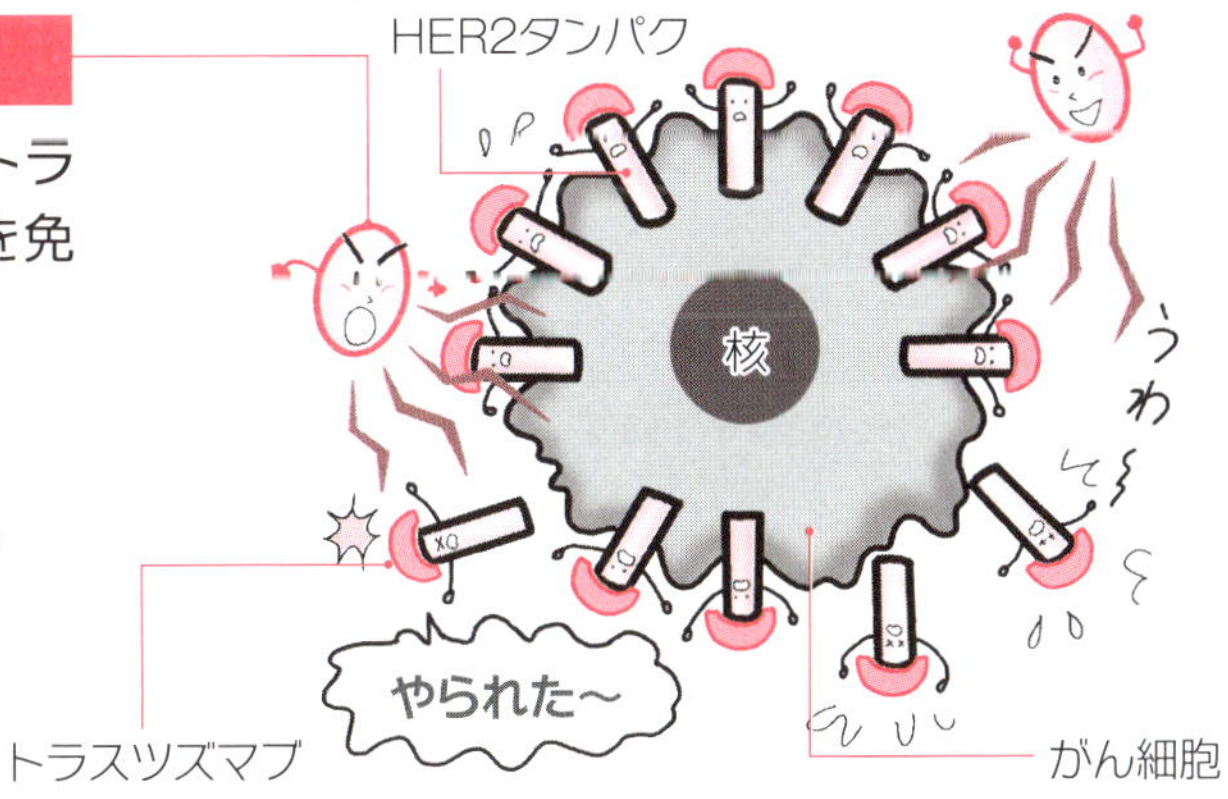

生活の質を上げる乳房再建術

再発の診断の遅れにはつながらない

乳房再建術は、主に乳房切除術のあと、乳房のふくらみをつくったり、形を整えたりする手術です。乳房を失った患者さんのつらい気持ちをやわらげ、生活の質（ＱＯＬ）を上げるのに役立ちます。再発の診断が遅れる不安から乳房の再建をためらう人も少なくありませんが、再発が起こるのは、体の表面に近い部分。乳房再建術で人工乳房を入れるのは大胸筋の下なので、超音波検査などの妨げになることはありません。しかし、マンモグラフィなどはできないこともあります。また、乳房再建術によって再発のリスクが高まることはありません。

乳がんの手術と同時に行う方法も

乳房再建術は実施する時期によって、乳がんの手術と同時に行う「**一期再建**」と、手術後に時間をおいてから行う「**二期再建**」に分けられます。どちらの方法で行うかは、病状や術後治療の予定なども考えて決める必要があります。手術の方法にもいくつかの種類があるので、事前に情報を集めて、納得できるものを選びましょう。

ここが大事!!

●健康保険がきかない治療も

乳房再建術には原則として健康保険が適用されますが、人工乳房を使う手術（54ページ参照）には保険治療が認められていません。人工乳房を入れる前に行う皮膚をのばす治療には健康保険が適用されますが、使う器具の種類によっては自費診療になります。また、乳頭の再建には健康保険が適用されますが、乳輪の再建は、方法によって保険がきかない場合もあります。

■一期再建と二期再建の特徴■

	一期再建	二期再建
手術の時期	乳がんの手術と同時に乳房再建を行う	乳がん手術のあと、時間をおいてから乳房再建を行う
メリット	・手術が1回ですむ ・乳房を失った姿を見なくてよいため、精神的な負担が少ない	・考える時間があるため、納得できる手術法などを選ぶことができる ・局所再発が多い時期を過ぎてから行うことができる ・局所再発が起こった場合、治療後にもう一度乳房の再建が可能
デメリット	・乳房以外の部位にも創あとが残る ・乳がん手術の入院期間が長くなる ・再建後に病理診断の結果が出るため、リンパ節転移が多かった場合などの対応が難しいこともある	・手術の回数がふえる ・乳がんの手術から乳房再建までに、最低でも半年ほどの時間が必要 ・一期再建にくらべて費用がかかる ・放射線療法を行った場合、再建術をすると合併症が起こるリスクがある

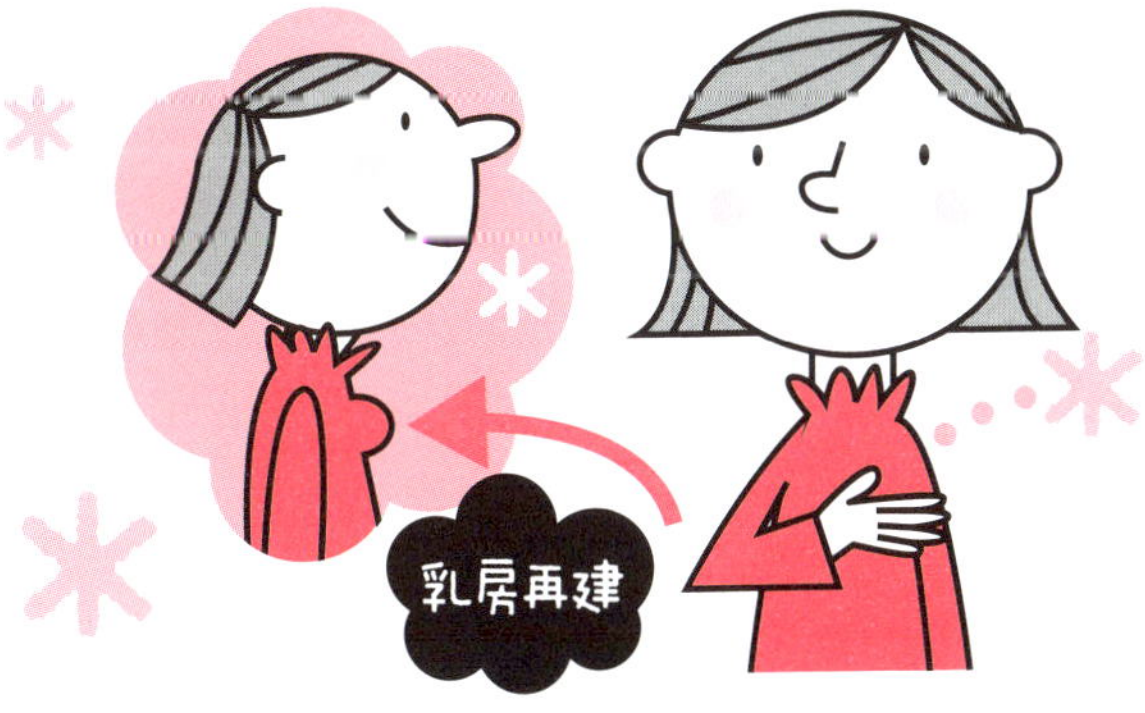

自分の体の組織を使う乳房再建術

腹部の筋肉を使う腹直筋皮弁法

乳房再建術には、自分の体の組織を使う方法と人工乳房を使う方法があります。自分の体の組織を使う場合、腹部または背中の組織を胸へ移植する手術を行います。

腹部の組織を移植する「**腹直筋《ふくちょくきん》皮《ひ》弁《べん》法《ほう》**」では、腹部の中心を縦に走る2本の腹直筋のどちらかを使います。皮膚、脂肪とともに腹直筋を切除し、血管はつなげたまま胸へ移植します。脂肪が多いため乳房のボリュームも出しやすいのですが、腹筋が弱くなるため、将来的に妊娠・出産を考えている人には行えません。

背中の筋肉を使う広背筋皮弁法

背中の筋肉を移植する「**広背筋《こうはいきん》皮《ひ》弁《べん》法《ほう》**」では、腕の付け根から扇形に広がる広背筋を使います。乳房を切除した側の広背筋を、皮膚と脂肪をつけた状態で切除し、血管はつなげたまま胸へ移植します。腹直筋皮弁法より体への負担が小さく、術後のトラブルも起こりにくいのですが、腹直筋にくらべて脂肪が薄いため、胸のボリュームが出にくいという欠点もあります。

ここが大事!!

●乳頭と乳輪の再建

乳頭と乳房の再建は、乳房の状態が落ち着いてから行います。乳頭の再建には、反対側の乳頭の一部を切除して移植する方法や、再建した乳房の皮膚を盛り上げてつくる方法があり、どちらにも健康保険が適用されます。乳輪は、反対側の乳輪や脚の付け根の皮膚を移植するか、タトゥー（入れ墨）で皮膚を染めてつくります。タトゥーを用いる方法には、健康保険が適用されません。

自分の組織を使った乳房再建の方法

腹直筋皮弁法

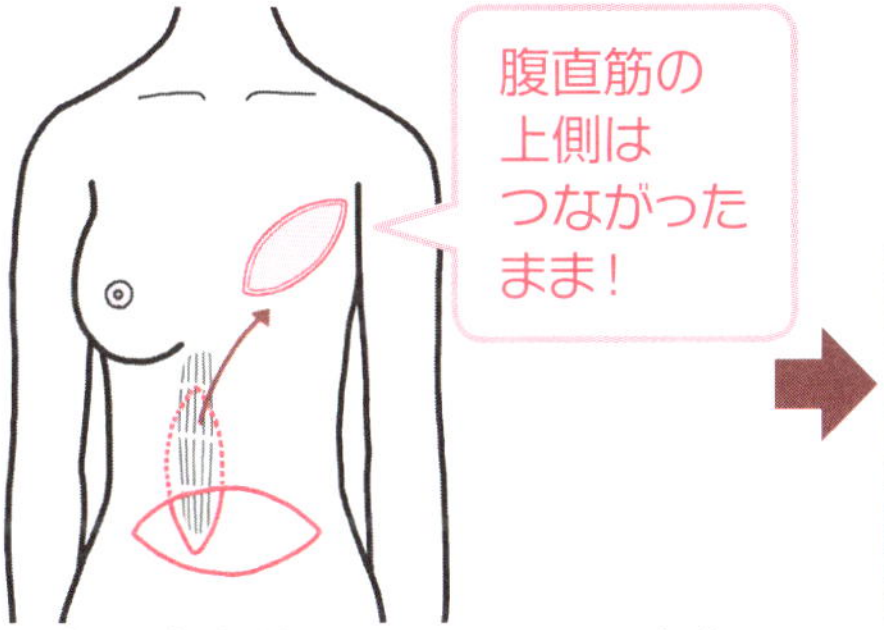
腹直筋の
上側は
つながった
まま!

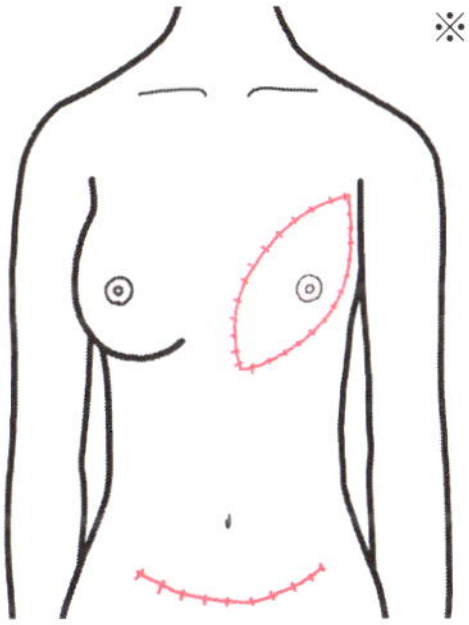

※血流をよくするため、いったん血管を切り離して移植し、移植した組織とわきの下の血管をつなぐ方法もある。

2本の腹直筋のどちらかを、皮膚、脂肪とともに切離する

切除した腹直筋を、皮膚の下を通して胸に移植する

- ○ やわらかく、自然な仕上がりになる
- ○ 大きな胸の再建も可能
- ✕ 広背筋皮弁法にくらべて血流が不安定で、壊死《えし》が起こることがある
- ✕ 妊娠・出産を希望する人には行えない

広背筋皮弁法

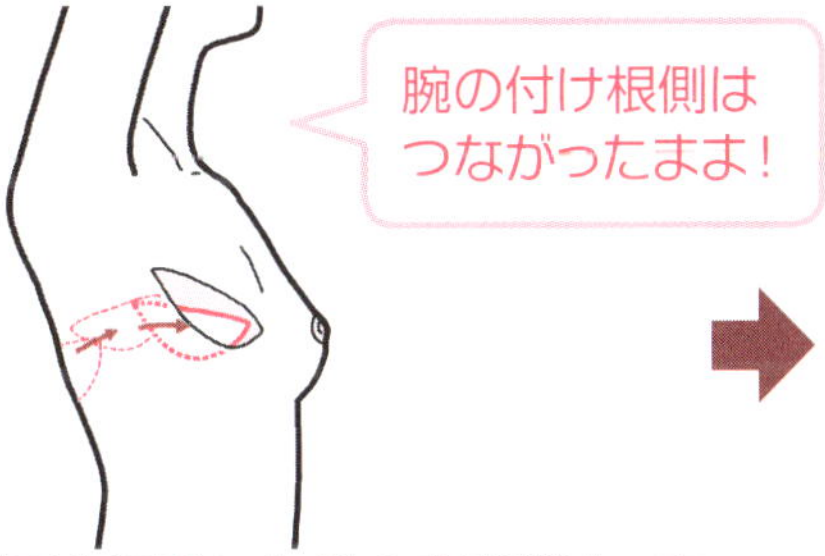
腕の付け根側は
つながったまま!

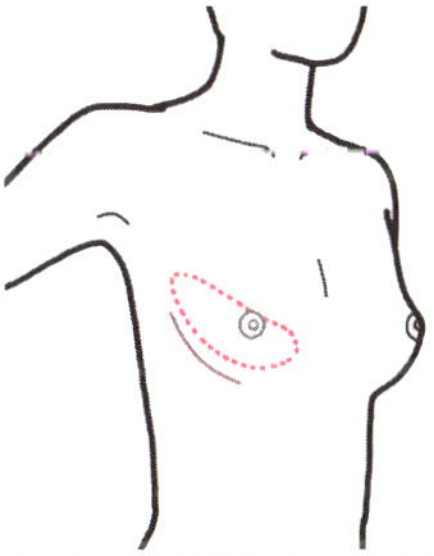

乳房を切除した側の広背筋を、皮膚、脂肪とともに切離する

切除した広背筋を、皮膚の下を通して胸に移植する

- ○ やわらかく、自然な仕上がりになる
- ○ 血流が安定しており、壊死が起こりにくい
- ○ 妊娠・出産を希望する人にも行える
- ✕ 脂肪が少ないため、大きな胸の再建には適さない
- ✕ 胸と背中に創あとが残る

人工乳房を使う乳房再建術

人工乳房に使われる素材

乳房再建術は、大胸筋の下に人工乳房を入れて胸のふくらみをつくる方法です。自分の体の組織を使う方法にくらべて手術が簡単で、体への負担が小さくなります。人工乳房には、シリコンバッグにシリコンや生理食塩水を入れたものが使われています。現在もっとも多いのは、シリコンバッグに寒天状に加工したシリコンをつめた「ソフトコヒーシブ・シリコン」と呼ばれるタイプ。やわらかく自然な感触で、もれる心配もない安心な素材です。

人工乳房を使った2つの再建法

人工乳房を使う再建術には、2つの方法があります。1つめが、大胸筋の下に空間をつくって人工乳房を入れる「**単純乳房挿入法**《たんじゅんにゅうぼうそうにゅうほう》」。乳頭温存乳腺全切除術（28ページ参照）などによって、十分な皮膚が残っている場合に適しています。2つめが「**ティッシュ・エキスパンダー法**」。大胸筋の下に皮膚を伸ばす器具（ティッシュ・エキスパンダー）を入れ、乳房のふくらみを十分に覆えるほど皮膚が伸びた段階で、人工乳房と入れ替えます。

ここが大事!!

●放射線療法の影響

手術後の放射線療法によって、皮膚がかたくなったり萎縮したりすることがあります。そのため、皮膚の状態によっては、皮膚を引きのばす「ティッシュ・エキスパンダー法」による乳房再建が適さないことも。その場合、皮膚の状態などに合わせて、単純乳房挿入法や自分の体の組織を使う再建術などを行うことになります。医師とよく相談したうえで、自分に合う方法を選びましょう。

■人工乳房を使った乳房再建の方法■

単純乳房挿入法

乳がん手術の傷あとを切開し、大胸筋の下に人工乳房を入れる

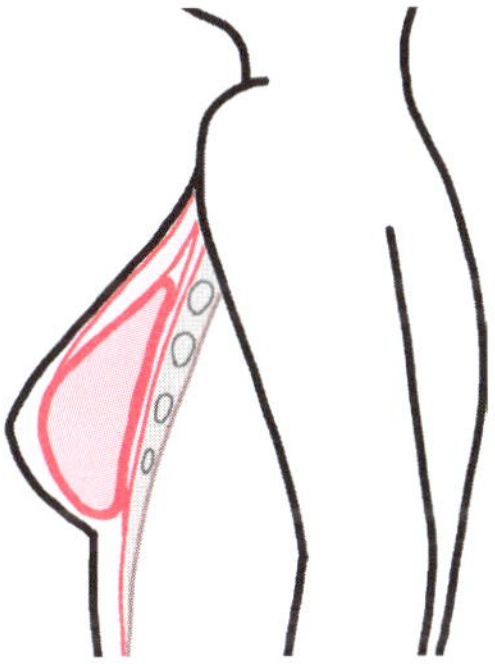

- ○ 比較的、もとの形に近い仕上がりになる
- ○ 乳房再建のための手術が1回ですむ
- ✕ 乳房に十分な皮膚が残っていないと行えない
- ✕ 乳がんの手術から時間がたつと、皮膚が萎縮するため、自然な仕上がりにならないことがある

ティッシュ・エキスパンダー法

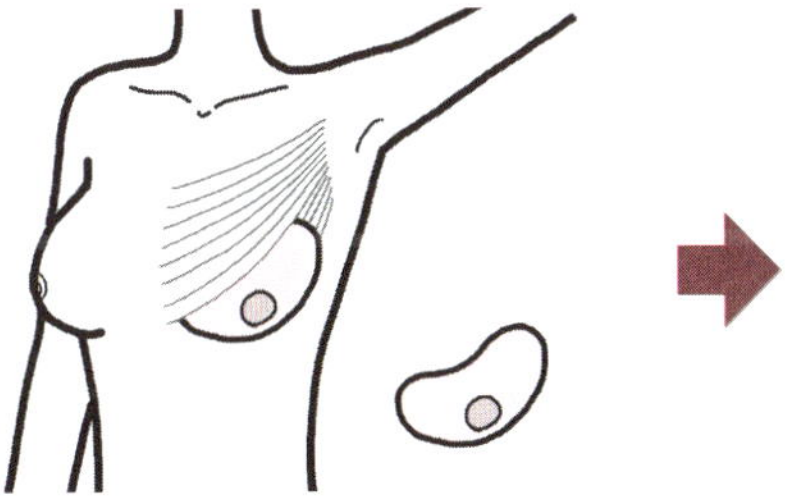

大胸筋の下に、少量の生理食塩水を注入したバッグ（ティッシュ・エキスパンダー）を入れる

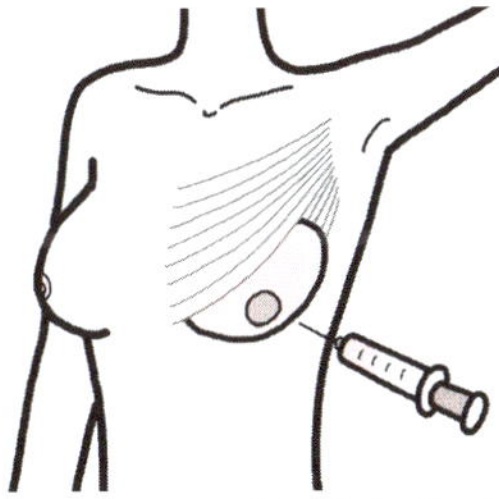

数週間ごとに生理食塩水を追加し、皮膚をのばしていく

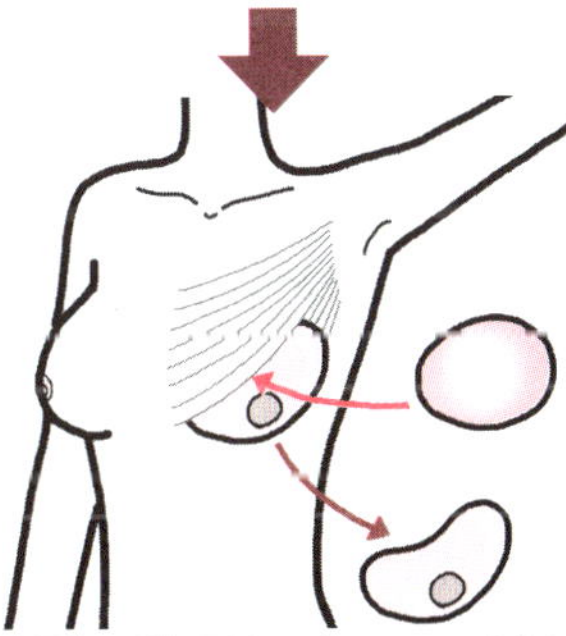

反対側の乳房とバランスがとれるところまでふくらんだら、数カ月ほど時間をおいてティッシュ・エキスパンダーをとり除き、かわりに人工乳房を入れる

- ○ 乳がんの手術後、十分な皮膚が残っていなくても行える
- ✕ 乳房再建のために2回の手術が必要
- ✕ 皮膚が十分に伸びるまでの約半年間、2～4週間に一度の通院が必要
- ✕ 皮膚の状態によっては行えない

※乳がん手術の際にティッシュ・エキスパンダーを入れることもあるが、使う器具の種類によっては健康保険が適用されず、乳がん手術自体も自費診療になってしまう。

C O L U M N

「再発」、「転移」とは？

●「再発」と「転移」

手術などによって一度治療を行ったあと、再びがんが現れることを「再発」といいます。乳がんの再発では切除した側の乳房やその周辺に現れるのが「局所再発」、温存した乳房に現れるのが「乳房内再発」、リンパ節に現れるのが「リンパ節再発」と区分されます。

一方、がんが乳房から離れた組織や臓器に飛び火したものを「転移」あるいは「遠隔転移」と呼びます。別の場所で「転移」としてがんが見つかることを含めて「再発」といいます。リンパ液の流れにのって広がるものを「リンパ行性転移《こうせいてんい》」血液の流れにのって広がるものを「血行性転移《けっこうせいてんい》」、直接、腹腔や胸腔内に散らばり転移するものを「播種性転移《はしゅせいてんい》」といいます。乳がんでは骨、リンパ節、皮膚などに転移することが多く、肺、肝臓、胸膜、脳などにも転移します。

●がんが治ったあとにも定期検査は欠かさずに

乳がんの場合、再発の多くは5年以内に起こりますが、それ以降も油断できません。

病期0～Ⅲ期の乳がんの手術後の再発率を見ると、おおまかな推計では5年後25%、10年後34%、15年後39%、20年後44%と、手術後、時間が経過するほど再発率が高くなる傾向があります。

局所再発と反対側の乳房にできる新しいがんについては早期発見が重要なので、乳がんが完治した人でも定期的な検査は欠かさないようにしましょう。

第3章

治療にともなう副作用への対処のしかた

放射線療法の副作用

治療中や直後に起こる急性の副作用

放射線療法の副作用には、治療中または治療終了直後に現れる急性のものと、治療が終了して数カ月～数年後に現れる晩期のものがあります。急性の副作用としてもっとも多いのが、皮膚の赤みやかゆみ、カサつきといった皮膚炎。日焼けしたように肌の色が濃くなることもありますが、治療後1～2カ月で治まります。照射部位の肌は強い紫外線を浴びたような状態になっているので、肌をこする、入浴時に熱い湯をかけるなどの刺激を避けましょう。また、日焼けをしたあとのような疲労感を感じる人もいます。

数カ月～数年後に現れる晩期の副作用

晩期の副作用としては、皮膚や乳腺の組織が繊維化してかたくなってしまうことのほか、まれに**「放射線肺臓炎」**を起こす人がいます。治療の際、肺の一部に放射線がかかることが原因ですが、薬で治療することができます。また、放射線は正常な乳腺細胞にも影響を及ぼすため、放射線を照射した側の乳房は、乳汁をつくる機能を失ってしまいます。

ここが大事!!

●二次がんのリスクは低い

放射線を浴びることが新たながん（二次がん）の発生につながるのでは、と心配する人も少なくありません。でも実際には、二次がん発生の可能性はとても低いもの。放射線療法を受けないことによる再発のリスクのほうが、ずっと高いのです。また、治療のための放射線が体の表面に残ったり、体内に蓄積されたりすることはありません。治療を受けた直後に子どもに接しても、悪影響を及ぼすことはありません。

放射線療法の主な副作用と対処法

急性の副作用

疲労感

日焼けをしたあとのようなだるさや疲労感を感じる

セルフケア

・疲れを感じたときは無理をせず、十分に休養をとる
・放射線照射後は、とくに異常を感じなくても運動などを避ける

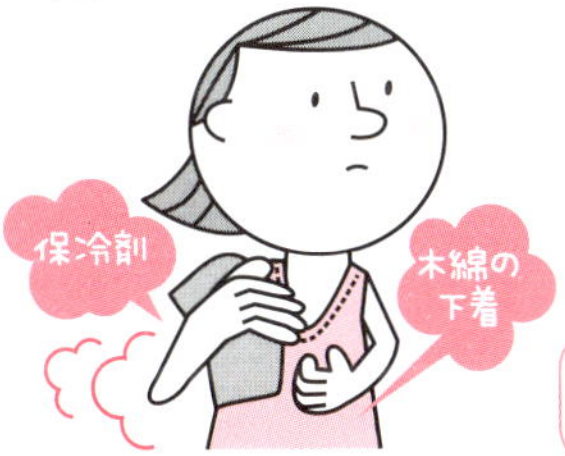

皮膚炎

放射線をあてた部分の皮膚が赤くなり、ヒリヒリした痛みやかゆみ、カサつきなどが起こる。水ぶくれができたり、皮がむけたりすることもある

セルフケア

・下着は、木綿など肌にやさしい素材のものを選ぶ
・入浴時に、強くこすったり熱い湯をかけたりしない
・ばんそうこうや湿布薬などを貼らない
・肌がほてるときは、衣服の上から保冷剤などを当てて冷やす

症状が強い場合は、病院で軟膏などが処方される

晩期の副作用

授乳障害

乳腺の機能が失われるため、放射線を照射した側の乳房からは乳汁が出なくなる。治療後に出産する場合、授乳は反対側の乳房で行う

放射線肺臓炎

治療の際、肺の一部に放射線がかかることが原因。発症する確率は1％ほど。主な症状は発熱、せき、たんなど

病院で適切な治療を受ければ、重症化することはない

乳房が固くなる

乳腺の組織や皮膚が繊維化し、固くなる。数カ月～1年ほどで改善することが多いが、固くなったままの場合もある

リンパ浮腫

腋窩などに照射した場合はリンパ浮腫が生じることがある

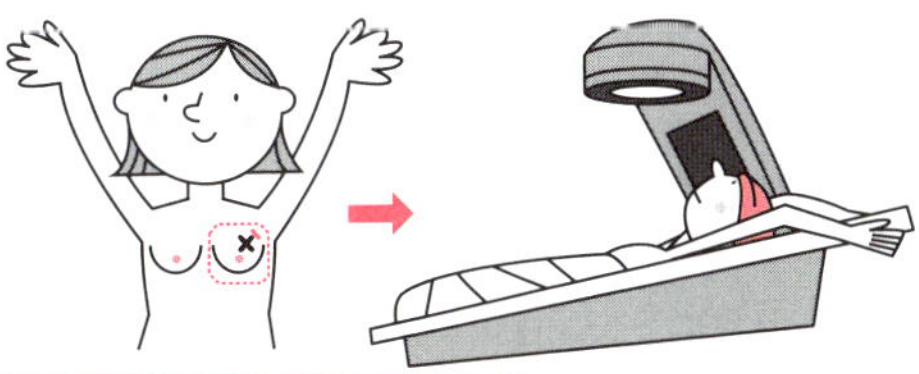

副作用の知識

ホルモン療法の副作用

更年期障害のような症状が現れる

ホルモン療法のメリットのひとつは、化学療法にくらべて副作用が軽いことです。ただし、薬の作用で女性ホルモンの分泌が抑えられるため、更年期障害のような症状に悩まされる人も少なくありません。なかでも多くの人に見られるのが、突然、顔から胸のあたりがほてって汗をかく「**ホットフラッシュ**」。このほか、**動悸**や**めまい**、**睡眠障害**、**イライラ**、**不安感**などが見られることもあります。こうした症状は漢方薬などの薬でやわらげることができるほか、精神的な症状にはカウンセリングが有効なこともあります。

不正出血や骨粗鬆症にも要注意

使用する薬の種類によっては、不正出血が起こることもあります。出血自体はとくに心配なものではありませんが、抗エストロゲン剤の一種・タモキシフェンは子宮体がんのリスクを高めることがわかっています。不正出血が続く場合は、婦人科で検査を受けましょう。また、LH-RHアゴニスト製剤やアロマターゼ阻害剤を使うと、骨粗鬆症《こつそしょうしょう》になりやすくなります。

ここが大事!!

●血液への影響も

女性ホルモンの分泌量が減ると血液中のコレステロールや中性脂肪が増え、脂質異常症を起こしやすくなります。脂質異常症をそのままにしておくと動脈硬化が進み、生活習慣病につながります。また、血液がかたまりやすくなるため、血栓ができることも。血栓が血管につまると肺動脈塞栓症などを引き起こします。ホルモン剤にはこうした副作用があることも知っておき、日ごろから予防を心がけましょう。

■ホルモン療法の主な副作用と対処法■

症状	病院では…	セルフケア
ホットフラッシュ 突然、顔から胸のあたりがほてり、汗をかく。数分でおさまることが多く、動悸を伴うこともある	・漢方薬を処方 ・自律神経を調整したり、血行を整えたりする薬を処方 ・ホットフラッシュが起こりにくい種類のホルモン剤に変更する　など	・適度な運動をする ・ストレスを発散する ・ホットフラッシュが起きたら、ゆっくりと深呼吸する ・吸収性のある綿の下着を着用する
精神・神経症状 動悸、めまい、不眠などの体の症状のほか、イライラ、不安感、集中力の低下、うつ状態、といった精神的な症状が現れることもある	・漢方薬を処方 ・抗不安薬、抗うつ薬などを処方 ・カウンセリング　など	・自分が好きなことを楽しむ時間をもつ ・無理をせず、ストレスの発散を心がける
不正出血 月経以外の時期や、閉経後の人に起こる性器からの出血。少量で、短期間で治まることが多い	・出血が続くようなら、婦人科で検査を。とくにタモキシフェンを使用している場合は子宮体がんの可能性もあるので注意が必要	―
骨粗鬆症 エストロゲンの減少によって骨量が減り、骨がもろくなる。LH-RHアゴニスト製剤やアロマターゼ阻害剤を使用している場合は注意が必要	・骨量を増やす薬を処方	・食事から、カルシウムやビタミンDの補給を心がける ・適度に体を動かす

副作用の知識

化学療法・分子標的療法の副作用

抗がん剤の副作用はさまざま

化学療法で使われる抗がん剤には、さまざまな副作用があります（64ページ～参照）。抗がん剤は、がん細胞とともに正常な細胞まで傷つけるため、副作用を避けることができないのです。ただし、副作用の強さと薬の効果が比例しているわけではありません。また、薬の種類によって起こりやすい副作用は決まっていますが、現れ方は人によって異なります。現在では副作用の予防・対処法も進歩しているので、薬などによって症状をやわらげることも可能です。ほとんどの副作用は、化学療法を終えると治ります。

分子標的療法の副作用

分子標的療法に使われるトラスツズマブには、激しい副作用はほとんどありません。初回の投与から数時間後に発熱や悪寒が起こることがありますが、２回めの投与からはあまり見られなくなります。また、トラスツズマブが作用するＨＥＲ２タンパクは心臓の細胞にも存在するため、心機能の低下につながることがあります。治療中は、定期的な心臓の検査が必要です。

ここが大事!!

●事前の情報収集も大切

薬物を使う治療に、副作用はつきものです。治療方針を決める際は、起こる可能性のある副作用についてもきちんと説明を求めましょう。症状の現れ方は人それぞれですが、正確な情報を知っておくことはとても大切です。副作用のなかには精神的な理由で症状が強く出るものもあります。事前に心の準備をし、副作用が起こったときの対処法を学んでおくことは、治療中の不安をやわらげるのに役立ちます。

抗がん剤の主な副作用

吐き気や嘔吐《おうと》
➡64ページ参照

皮膚の異常
➡72ページ参照

倦怠感《けんたいかん》
➡76ページ参照

脱毛
➡66ページ参照

下痢・便秘
➡74ページ参照

食欲不振・味覚障害
➡76ページ参照

骨髄抑制
- 貧血
- 免疫力の低下
- 出血傾向

➡68ページ参照

アレルギー症状
➡76ページ参照

手足のしびれ
➡76ページ参照

口内炎
➡70ページ参照

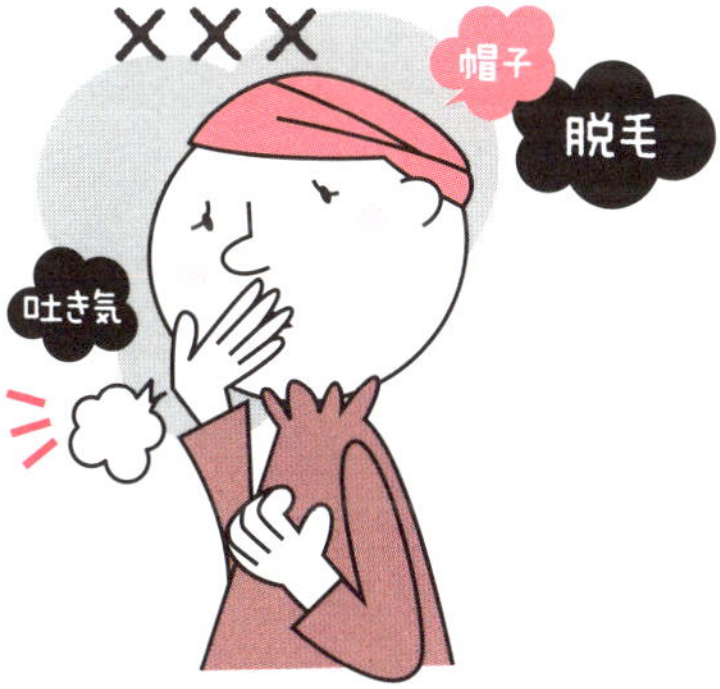

分子標的療法の主な副作用

発熱や悪寒
初回の投与から数時間後に起こることが多い。2回め以降は、あまり見られなくなる

心機能の低下
トラスツズマブの使用によって、心機能低下の発生リスクが高まる

治療中は、心臓の定期検査を欠かさない

ごくまれに肺障害や白血球の減少などが起こることもある

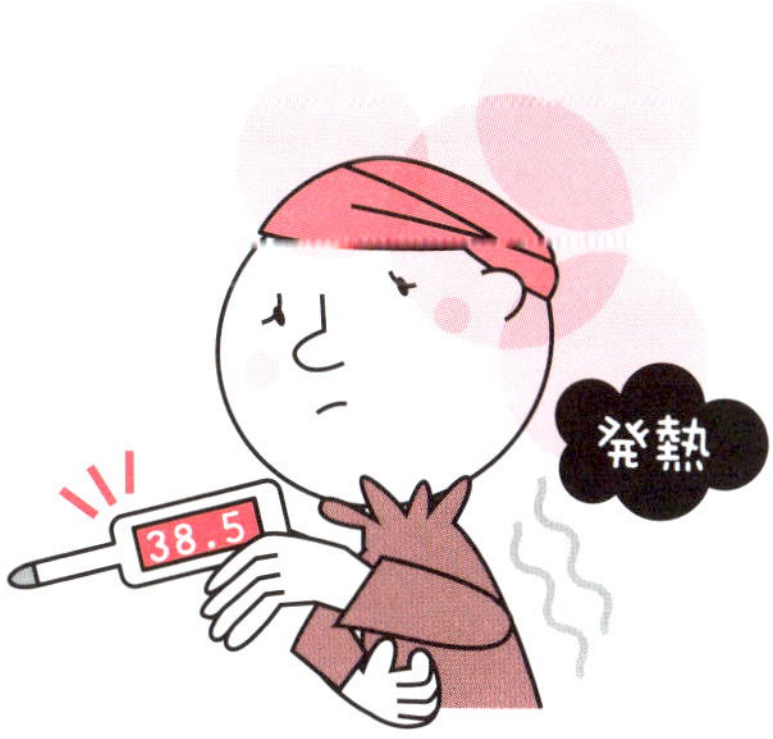

副作用の知識

抗がん剤の副作用① 吐き気・嘔吐

起こる時期によって3種類に分けられる

吐き気や嘔吐《おうと》は、多くの抗がん剤で起こる副作用です。抗がん剤が脳の嘔吐中枢を刺激したり、食道や胃の粘膜を傷つけたりするために起こると考えられています。吐き気や嘔吐は、起こるタイミングによって3種類に分けられます。治療の直後から24時間以内に起こるものが「**急性嘔吐《きゅうせいおうと》**」、24時間～1週間後に起こるものが「**遅発性嘔吐《ちはっせいおうと》**」。さらに、治療への不安などから治療の開始前に起こるものが「**予期性《よきせい》嘔吐《おうと》**」と呼ばれています。

治療の前に吐き気止めが投与される

吐き気を起こしやすい抗がん剤を使う際は、治療の前に吐き気を防ぐ薬を投与します。急性嘔吐や遅発性嘔吐には吐き気止めの薬やステロイド剤が有効。主に精神的なことが原因となっている予期性嘔吐には、抗不安薬が用いられます。また、薬で症状を抑えるほか、吐き気の誘因となるものを遠ざけることも大切です。具体的な誘因には個人差がありますが、食べものや花などの強い香りや悪臭、刺激の強い映像などには注意が必要です。

ここが大事!!

●嘔吐したときの対処法

吐き気や嘔吐を引き起こす抗がん剤にはさまざまなものがありますが、なかでも強い吐き気につながりやすいのが、アドリアマイシンやエピルビシン、シクロホスファミドなど。症状の強さや現れる時期は抗がん剤の種類や量、組み合わせによって異なり、さらに体質による個人差もあります。吐いてしまった場合はすぐにうがいをし、嘔吐が続く場合はスポーツドリンクなどで水分とミネラルの補給をしましょう。

■吐き気・嘔吐の予防法■

吐き気を感じたら深呼吸

吐き気を感じたら、ゆっくりと深呼吸を。鼻からおなかに息を吸い込み、口から吐く腹式呼吸がおすすめ

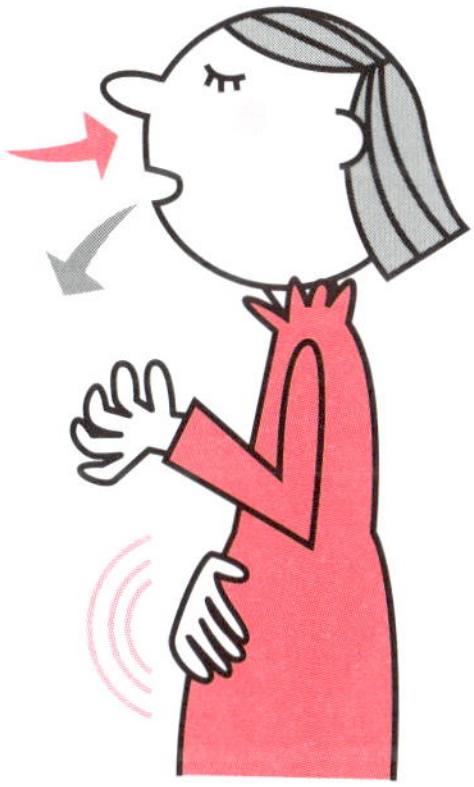

当日の食事はひかえめに

治療を受ける日の食事は、消化のよいものをひかえめに。治療の前3~4時間は何も食べないようにする

刺激を遠ざけ、リラックス

強い香りや悪臭、刺激の強い映像などは、吐き気の誘因になることがある。こまめに換気をし、リラックスして過ごす

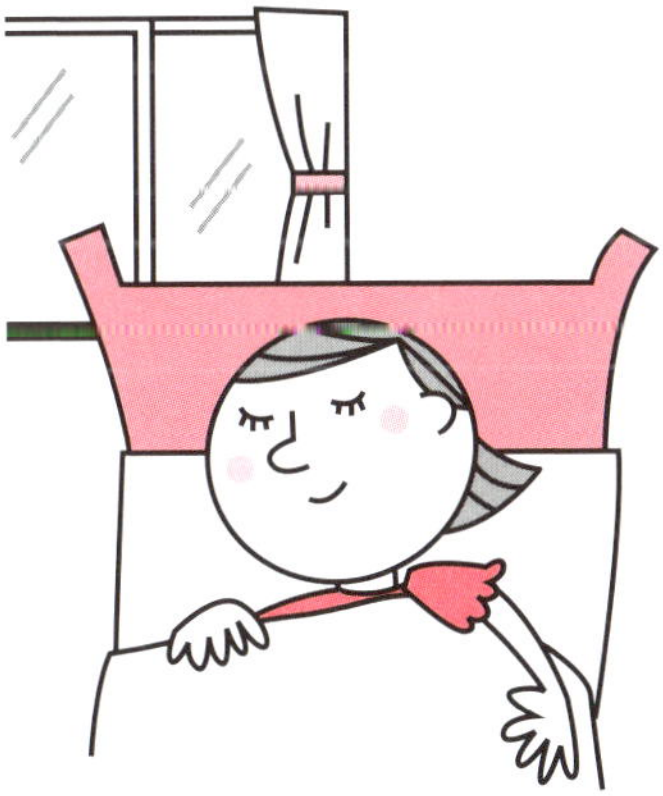

衣服はゆったりしたものを

体をしめつける衣服は、吐き気を引き起こす原因になることがあるので、ゆったりしたものを身につけるとよい

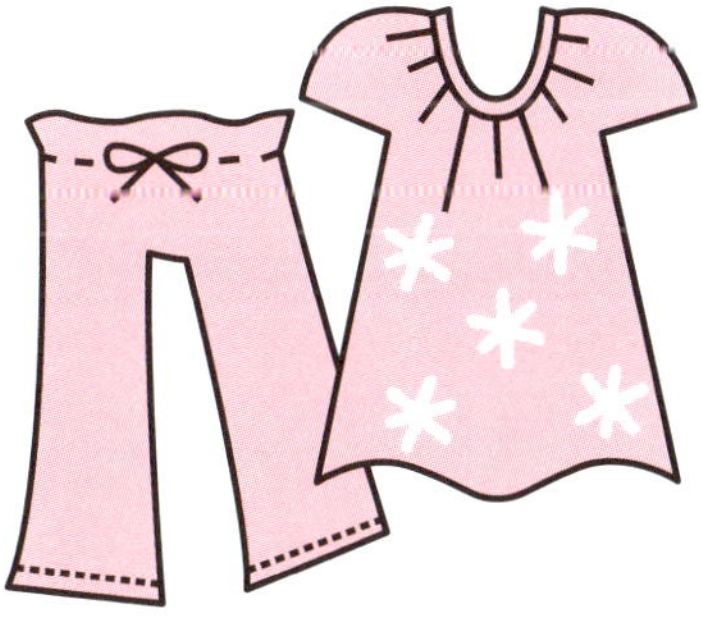

副作用の知識

抗がん剤の副作用② 脱毛

毛母細胞が抗がん剤に攻撃されることが原因

脱毛は、髪をつくる毛母細胞《もうぼさいぼう》が抗がん剤でダメージを受けることによって起こります。がん細胞と同様に活発な細胞分裂を行っている毛母細胞は、抗がん剤の影響を受けやすいのです。痛みなどはありませんが、外見が大きく変わるため、患者さんの精神的な負担が大きいことが問題です。脱毛の量は抗がん剤の種類や量、体質などによって異なり、気づかないほど少量のこともあれば、頭髪に加えて眉毛やまつげ、体毛まで抜けることもあります。

ウィッグなどを利用して精神的な負担を軽減

現時点では、抗がん剤による脱毛を防ぐ方法はありません。一般に、抗がん剤の治療開始から2～3週間後に脱毛が始まり、治療中は進行していくことが多いので、事前にウィッグや帽子などを準備しておくとよいでしょう。とくにウィッグは、サイズが合わないとつけ心地に違和感があるので、十分に試着をして選ぶことが大切です。ウィッグのほか、帽子やバンダナなども上手に利用して、髪が再生するまでの時期を乗りきりましょう。

ここが大事!!

●髪は治療後に再生する

脱毛は、多くの抗がん剤に見られる副作用です。とくに起こりやすいのは、タキサン系薬剤やエピルビシン、アドリアマイシンなど。女性にとって脱毛はつらい副作用ですが、抗がん剤の影響は一時的なものです。治療の終了後、2～3カ月たつと髪が生え始めます。脱毛量や髪が伸びるペースなどによる個人差はありますが、治療後6カ月～1年ほどでウィッグなどが必要なくなることが多いようです。

脱毛への対処法

ウィッグなどは事前に準備を

脱毛が予想される時期に合わせてウィッグなどを用意しておく。オーダー品のウィッグは、注文から完成までに時間がかかるので早めに準備

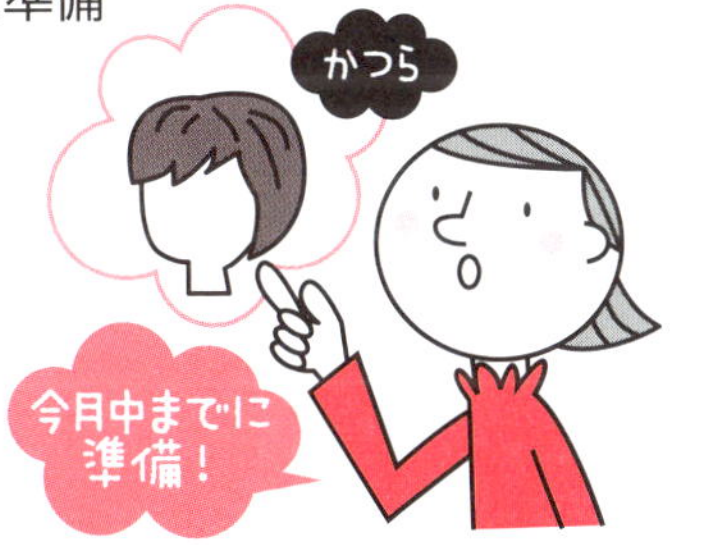

ウィッグのほか、帽子、バンダナ、つけ毛なども上手に利用して！

シャンプーは低刺激性のものを

脱毛が起こると頭皮にかゆみや痛みが出ることがある。低刺激性のシャンプーでやさしく洗うことで症状をやわらげられる

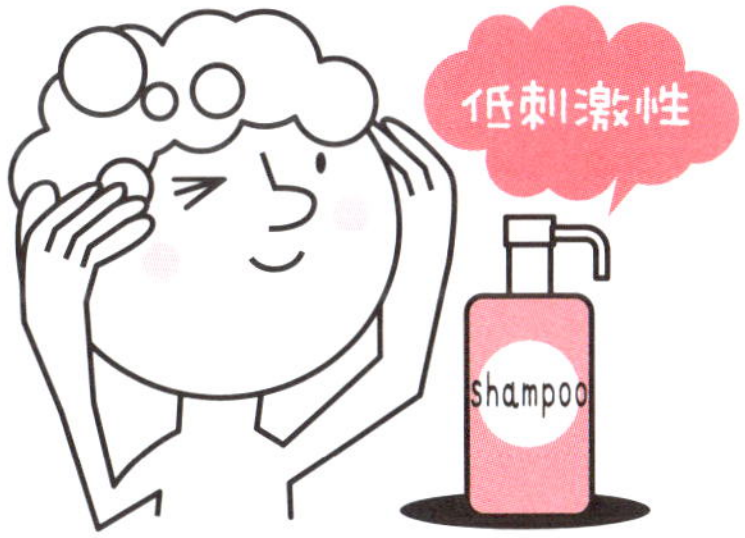

治療前に髪をカット

治療が始まる前に髪を短くしておくと、脱毛が始まっても目立ちにくい。また、抜ける量が少なく感じるので、精神的ショックの軽減にもなる

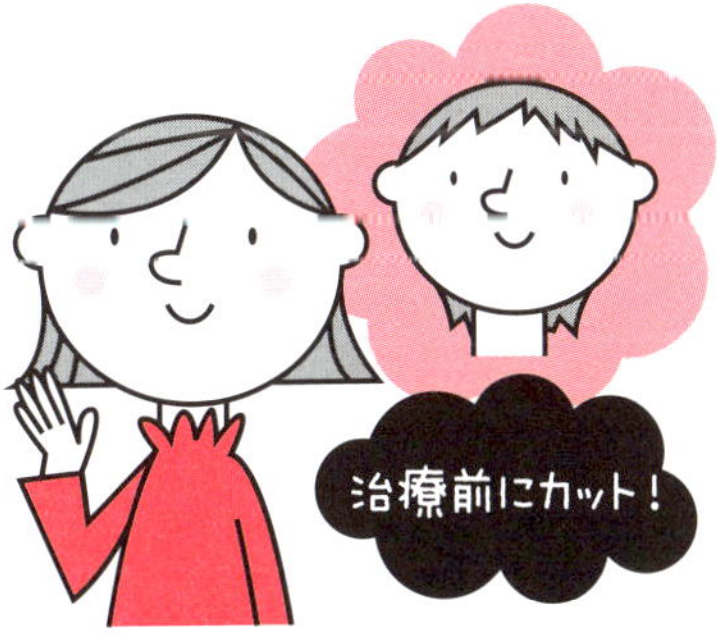

お手入れはやさしく

頭皮もバリア機能が低下しているので、傷つけないように注意。ブラシは毛先がやわらかく、目が粗いものを選び、ドライヤーは低温で使用する

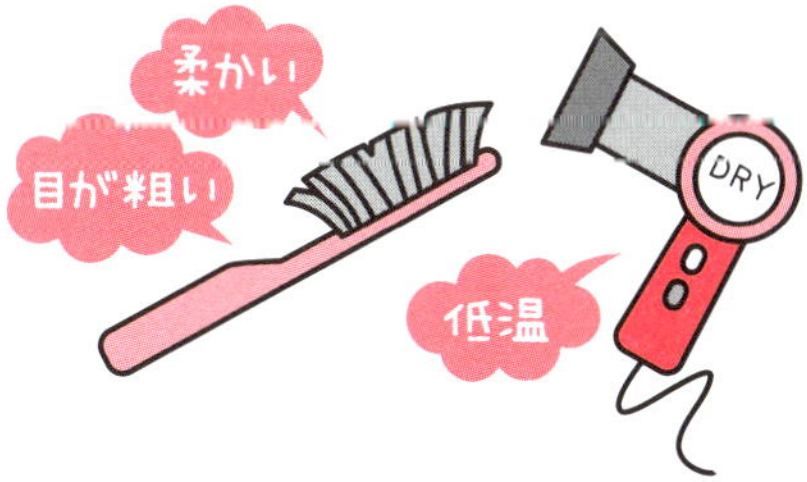

副作用の知識

抗がん剤の副作用③ 骨髄抑制

正常な血液の成分が減少する

抗がん剤は細胞分裂が活発な組織に強く影響を及ぼすため、骨髄の造血細胞もダメージを受けます。その結果、血液中の赤血球、白血球、血小板が減少する「**骨髄抑制**《こつずいよくせい》」が起こります。ほとんどの抗がん剤に見られます。

貧血や免疫力の低下、出血傾向などが起こる

赤血球が減少すると貧血になります。自覚症状がないこともありますが、症状が進むと疲労感や息切れが起こります。白血球の減少は、治療開始から1～2週間後に起こります。この時期は、免疫力が低下して感染症にかかりやすくなっているので要注意。自覚症状として発熱、口内炎の合併などがあります。血小板は血液を凝固させる働きを持っているため、減少すると出血しやすく、血が止まりにくくなります。血小板の減少は治療開始約2週間後から始まるので、切り傷や打撲には要注意。見えない部位(例えば胃腸)で内出血が起こる場合もあるので、便の色など体調の変化に気づいたら、すぐに医師の診察を受けましょう。

ここが大事!!

●白血球と血小板の減少に注意

骨髄抑制のうち、とくに注意が必要なのが、白血球と血小板の減少です。白血球の場合、とくに「好中球」が減少すると感染のリスクが高まるため、白血球を増やす薬を投与したり、抗がん剤の量を減らすことがあります。血小板の場合も、極端に減少すると臓器出血や脳内出血を引き起こし、命にかかわる可能性があります。そのため、必要な場合は血小板輸血が行われます。

■骨髄抑制への対処法■

貧血（赤血球減少）

- 貧血のタイプに合わせて、ビタミンB12や鉄を積極的にとる
- 疲れを感じたら休み、転倒などにつながる急な動きは避ける

免疫力低下（白血球減少）

- 手洗いとうがいをこまめに行う
- 入浴やシャワーは毎日。清潔な衣服を身につける
- 外出時にはマスクをつけ、人ごみは避ける
- 室内の掃除をていねいに
- ペットとの接触を避ける

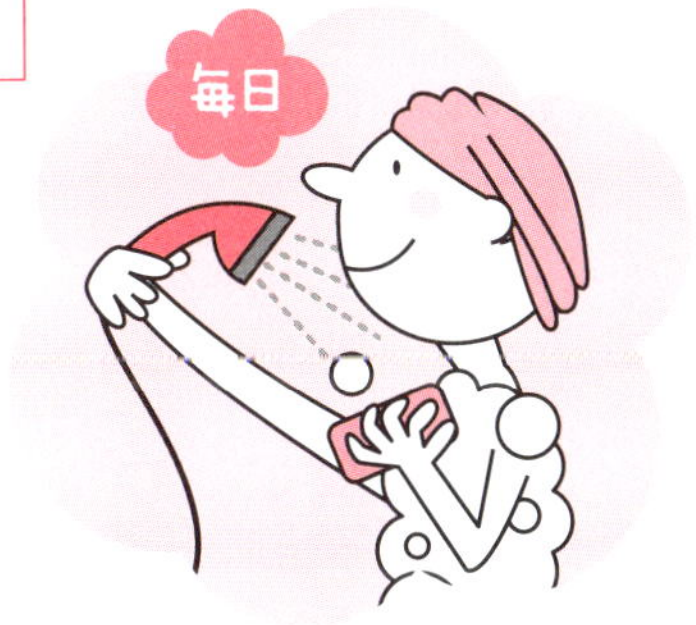

出血傾向（血小板減少）

- けがや打撲に注意する
- 歯みがきはやわらかいハブラシで、歯ぐきを傷つけないように行う
- 皮膚をひっかいたり、強くこすらない
- 鼻を強くかまない

副作用の知識

抗がん剤の副作用④ 口内炎

悪化すると食事をしにくくなることも

口内炎《こうないえん》は、抗がん剤が口の中の軟膜細胞を攻撃するために起こります。治療開始から数日後に起こることが多く、口の中や舌が赤くはれ、痛みや出血などが見られます。悪化すると、痛みのせいで食事をとれなくなることもあります。予防の基本は、こまめなうがいと歯みがきで口の中を清潔に保つこと。また、口の粘膜を傷つけないための工夫も必要です。かたい食べものや熱すぎるものは避け、合わない入れ歯なども調整しておきましょう。

細菌などの感染を防ぐ注意も必要

口内炎が起こると、粘膜が自然に再生するのを待つしかありません。通常、発症から2週間ほどで回復しますが、口の中が乾燥していたり、清潔に保たれていなかったりすると症状が悪化します。口内炎の発症と骨髄抑制による白血球の減少が重なると細菌などの感染も起こりやすくなるので、毎日のケアが大切です。口内炎が悪化して痛みが強いときは、軟膏や鎮痛作用のある内服薬、局所麻酔薬の入ったうがい薬などが処方されます。

ここが大事!!

●治療前から口の中のケアを

口内炎は、メトトレキサート、アドリアマイシン、エピルビシンなど、さまざまな抗がん剤によって起こります。予防のポイントは、化学療法を始める前から、口の中を清潔に保つケアを始めること。歯みがきはもちろん、できれば歯科で歯石もとっておきましょう。口内炎になると歯科の治療がしにくくなるので、虫歯や歯周病の治療も済ませておくと安心です。口の粘膜の乾燥を防ぐため、こまめなうがいも習慣にしましょう。

■口内炎への主な対処法■

刺激物を避ける

口の中の粘膜を守るため、かたいものや熱すぎるもの、香辛料の効いたもの、アルコールなどは避ける

毎食後に歯みがきを

食事のあとと寝る前に、必ず歯を磨く。歯ぐきなどを傷つけないよう、やわらかいハブラシを選び、ていねいに

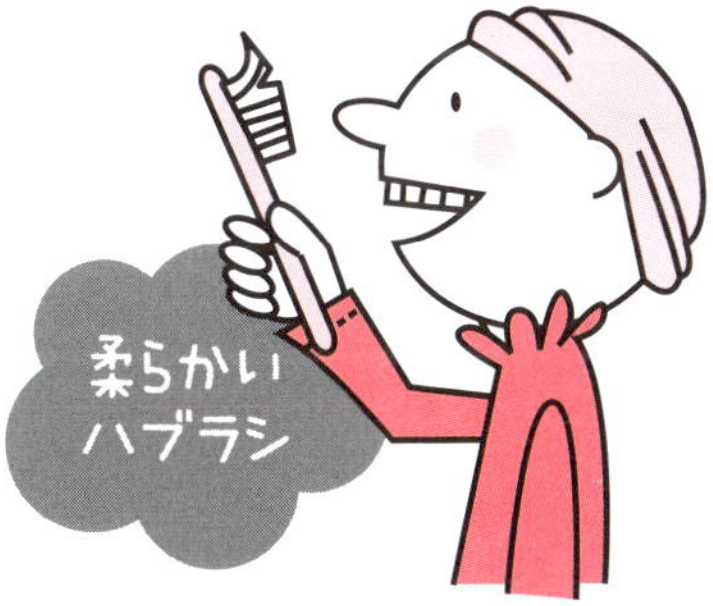

口内炎で食事がとりにくいときの工夫

- かまなくてもつぶせるぐらいのやわらかさに。裏ごしをしてもよい
- とろみをつけて、のどごしをよくする
- 熱いものは人肌程度に冷ます
- 薄味にして粘膜への刺激を少なくする

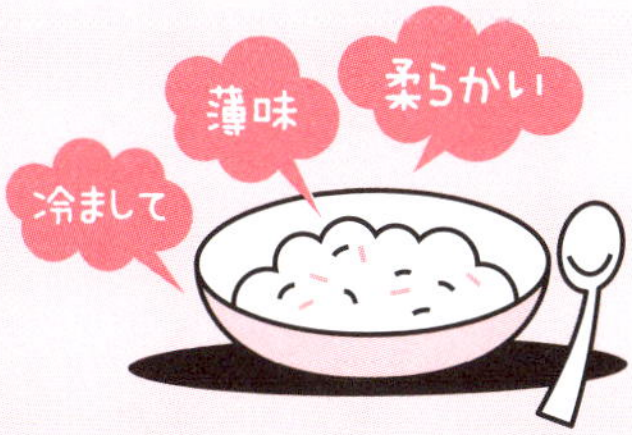

粘膜の乾燥を防ぐ

粘膜が乾燥すると口内炎の症状が悪化するので、こまめにうがいをし、水分をしっかりとる

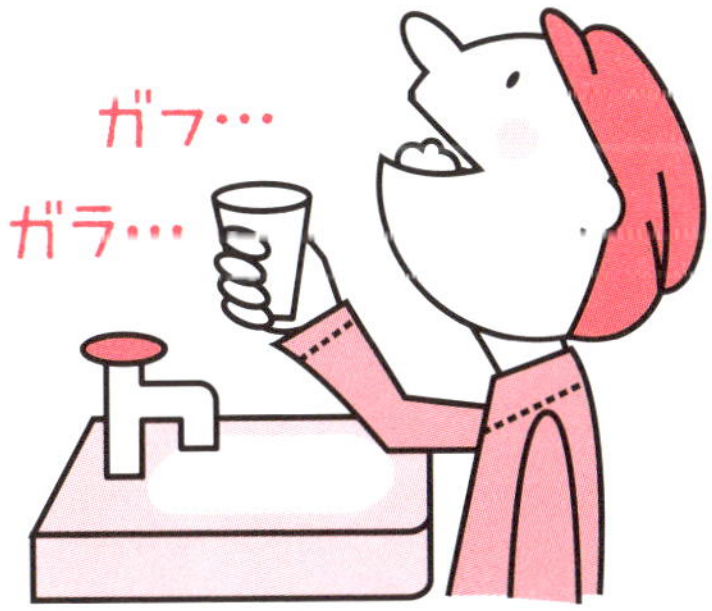

副作用の知識

抗がん剤の副作用⑤ 皮膚の異常

新しく生まれる肌細胞が抗がん剤の影響を受ける

皮膚は、外側から「**表皮**《ひょうひ》」「**真皮**《しんぴ》」「**皮下組織**《ひかそしき》」の3層構造になっています。表皮の表面を「**角質層**《かくしつそう》」といい、肌の水分を保ち、外部の刺激から肌を守る役割を果たしています。角質層の下の表皮を構成する表皮細胞は、表皮と真皮の境目にある「**基底層**《きていそう》」でつくられていますが、基底層で生まれた細胞が抗がん剤に攻撃されると、皮膚に何らかの異常が起こります。肌のトラブルは命にかかわるようなものではありませんが、外見に影響するため、女性にとっては深刻です。

皮膚を清潔にし、傷つけないように注意

肌のターンオーバー（表皮細胞の新陳代謝）のサイクルは、約4週間。そのため、肌への副作用も、治療を始めて4週間後ごろから現れ始めます。症状はさまざまですが、多く見られるのは、**発疹**、手や足に肌の赤みや痛みが起こる「**手足症候群**」、**色素沈着**など。予防や症状の改善のためには、皮膚を清潔に保ち、傷つけないことが大切です。症状に応じてかゆみ止めやステロイド薬が処方されることもあります。

ここが大事!!

●爪に症状が出ることも

肌の異常は、フルオロウラシル、アドリアマイシン、シクロホスファミド、ドセタキセルなど、さまざまな抗がん剤によって引き起こされます。また、皮膚と同様に細胞分裂が活発な爪も影響を受け、黒ずみや変型などが見られることがあります。肌や爪の異常はどれも一時的なもので、治療が終われば、ターンオーバーに伴って少しずつ改善していきます。

肌の異常への対処法

日光を浴びすぎない

日光を浴びると肌に赤みや発疹が出る「日光過敏症」の症状が現れることもあるので、日傘や衣服などで肌を守る

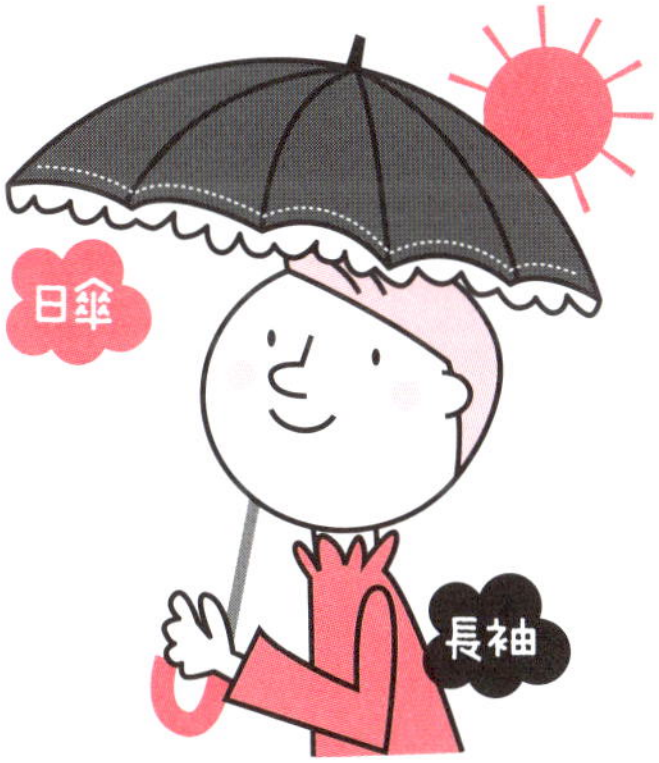

肌を清潔に保つ

毎日の入浴またはシャワーで、肌を清潔に保つ。洗浄剤は、肌にやさしい低刺激性の石けんがおすすめ

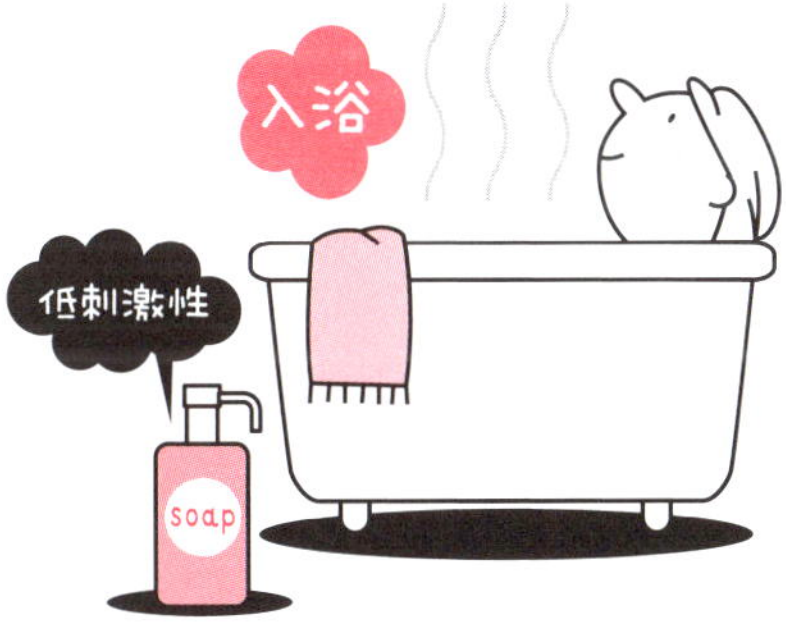

肌を傷つけない

かゆみがあっても爪を立ててかかず、肌を冷やすなどのケアを。肌を傷つけないよう、爪も短く切っておくとよい

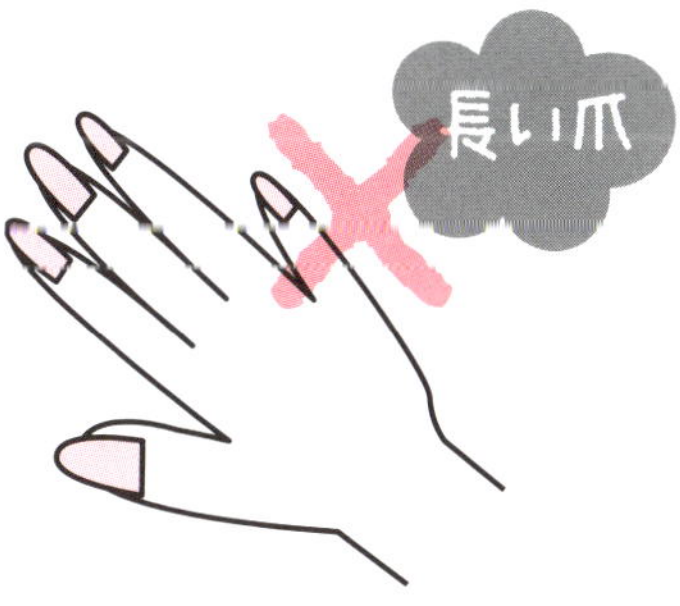

保湿をしっかりと

乾燥は症状を悪化させるので、入浴や洗顔、手洗いなどのあとは、保湿クリームや乳液状のローションなどを塗って保湿する

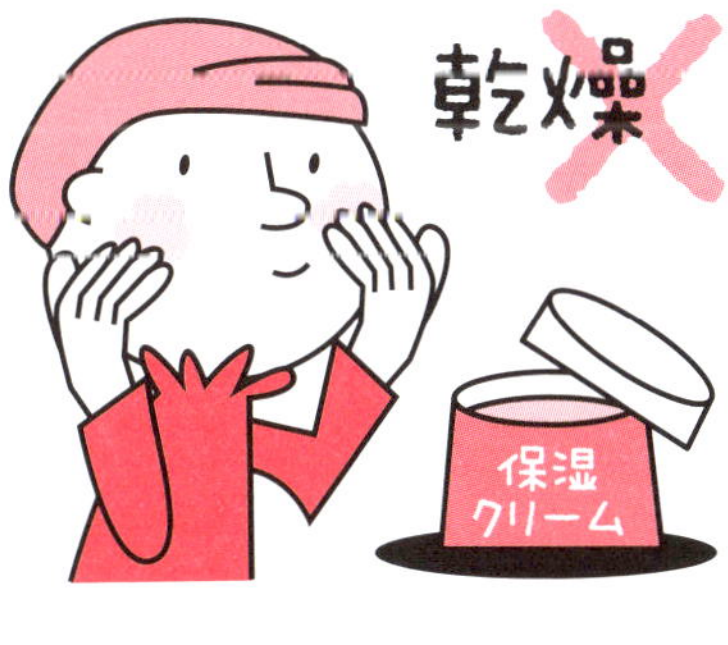

副作用の知識

抗がん剤の副作用⑥下痢・便秘

抗がん剤による2種類の下痢

抗がん剤による下痢には、2つのタイプがあります。1つめが、抗がん剤の投与から24時間以内に起こるもの。自律神経のバランスが乱れ、腸のぜん動運動が活発になりすぎることが原因です。2つめが、抗がん剤の投与後24時間以上たってから起こるもの。腸の粘膜が傷つき、水分の吸収が滞ることが原因です。後者のタイプの下痢と骨髄抑制による白血球の減少が重なると、感染症を引き起こす可能性もあります。下痢をすると体内の水分が失われて脱水を起こし、さらに腎不全などを招く場合もあるので、下痢が続く場合は医師に相談を。病院では下痢止めや整腸薬などが処方されます。

便秘には緩下剤などが有効

副作用として起こる便秘は、主に抗がん剤が末梢神経や自律神経に影響を及ぼすために起こります。さらに、ストレスや食事量の減少、運動不足などによることもあります。ほとんどの場合、生活リズムを整えて水分を十分にとり、緩下剤《かんげざい》などを服用することで改善します。

ここが大事!!

●下痢をしているときの食事

下痢を起こしやすい抗がん剤には、フルオロウラシル、メトトレキサート、ドセタキセルなどがあります。下痢をしているときに大切なのは、水分を十分に補給して脱水を防ぐこと。水分とともにミネラルも失われるので、スポーツドリンクなどを利用するとよいでしょう。食事は、消化のよいものを中心に。一度にたくさん食べるのは避け、食事の回数を増やして少量ずつ食べるようにします。

■下痢への対処法■

水分を十分にとり、脱水を防ぐ

水分は常温または温かいものを。ミネラルも補給できるスポーツドリンクなどもおすすめ！

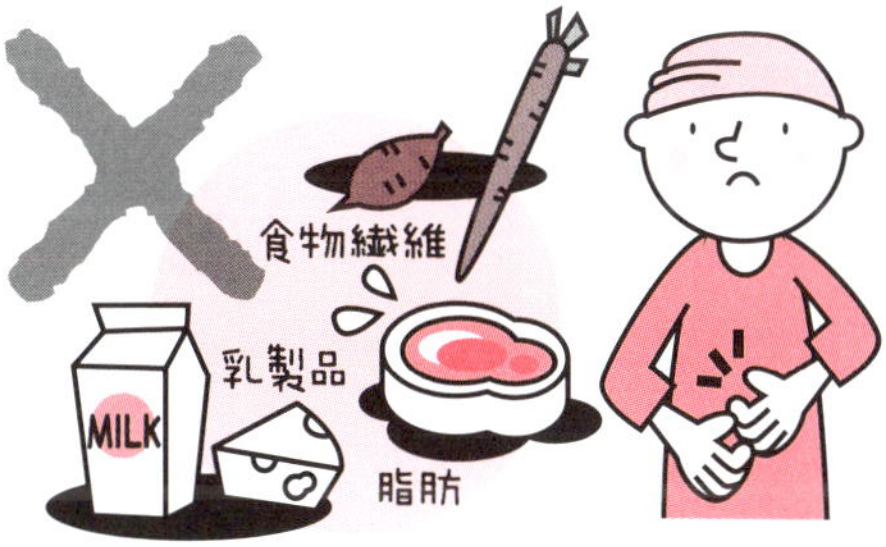

おなかを冷やさないようにする

一度に食べる量をひかえめに。食事の回数を増やして少しずつ食べる

腸を刺激する食べものや飲みものを避ける
・食物繊維が多いもの
・脂肪が多いもの
・乳製品
・香辛料
・アルコール
・炭酸飲料
・冷たいもの

排便後は、できれば肛門の周囲を洗い、清潔に保つ

■便秘への対処法■

水分を十分にとる

食物繊維の多い食品や乳製品を積極的に食べる

医師に禁止されていなければ、適度に体を動かす

生活リズムを整え、睡眠を十分にとる

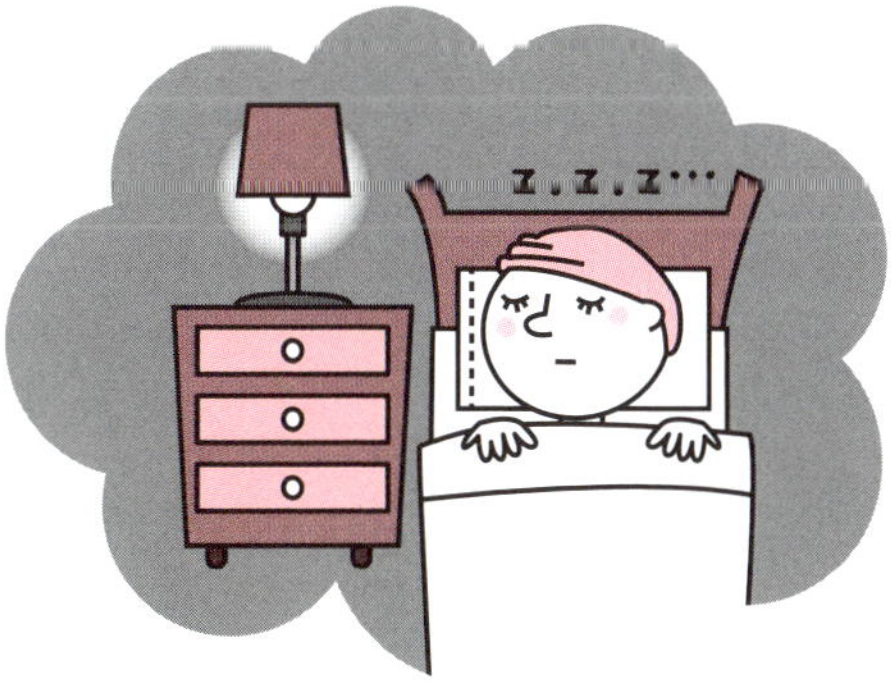

抗がん剤の副作用⑦ その他の副作用

抗がん剤にはさまざまな副作用がある

64～75ページで紹介したものに加え、抗がん剤には次のような副作用もあります。

●アレルギー反応

免疫反応によって、抗がん剤を投与した直後から、発疹やかゆみ、息切れなどが起こります。症状に気づいたら、すぐに医師や看護師に知らせます。

●倦怠感

治療開始数日後から、だるさや疲れやすさ、イライラ、集中力の低下などを感じます。多くの患者さんが経験する副作用で、抗がん剤の影響のほか、さまざまな副作用や睡眠不足なども関係して起こると考えられます。

●食欲不振・味覚障害

末梢神経が抗がん剤の影響を受けることや、口内炎、吐き気といった副作用、病気や治療への不安感などによって起こると考えられています。

●手足のしびれ

抗がん剤によって末梢神経がダメージを受け、手足にしびれやピリピリする痛みを感じたり、反対に感覚が鈍くなったりすることがあります。タキサン系薬剤で起こりやすく、回復に数カ月かかることが多いようです。

ここが大事!!

●体調管理をしっかりと！

抗がん剤の副作用は、症状の種類も現れる時期もさまざまです。症状が軽ければセルフケアで対処することができますが、重症の場合は治療が必要です。抗がん剤の治療には、長い時間がかかります。最後まで乗り切るためには、副作用をがまんするのではなく、上手なつきあい方を探っていくことが大切です。副作用がつらいと感じたら、遠慮せずに医師や看護師に相談しましょう。

さまざまな副作用への対処法

アレルギー反応

すぐに医師や看護師に知らせる

これまでに、薬によるアレルギーを起こしたことがある場合は、事前に医師に伝える

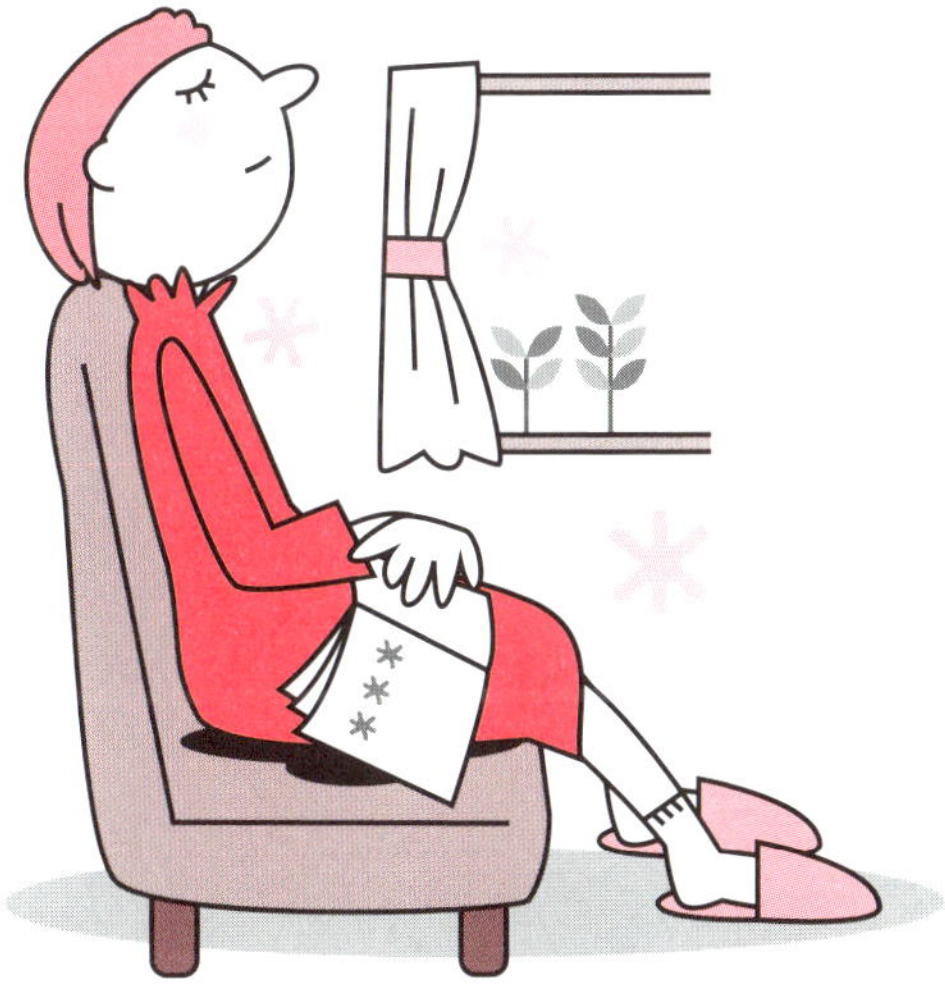

倦怠感

十分な睡眠をとる。眠れない場合は医師に相談し、睡眠薬を処方してもらう

疲れたときは無理をせず、こまめに体を休める

入浴やマッサージで血行を改善する

栄養補給をしっかりと。ただし、食欲がないときは無理をせず、食べられるものを食べればよい

ストレス発散を心がける

さまざまな副作用への対処法

食欲不振

栄養価の高い食品を積極的にとる

豆腐やプリンなど、のどごしのよいものをメニューにとり入れる

一度に少ししか食べられないときは、食事の回数を増やす

味覚障害

こまめな歯みがきで、口の中を清潔に保つ

味覚の変化に合わせて、味つけを工夫する

亜鉛を多く含む食品を積極的にとる
・牡蠣《かき》
・煮干し
・パルメザンチーズ
・小麦胚芽
・ココア
・牛肉　など

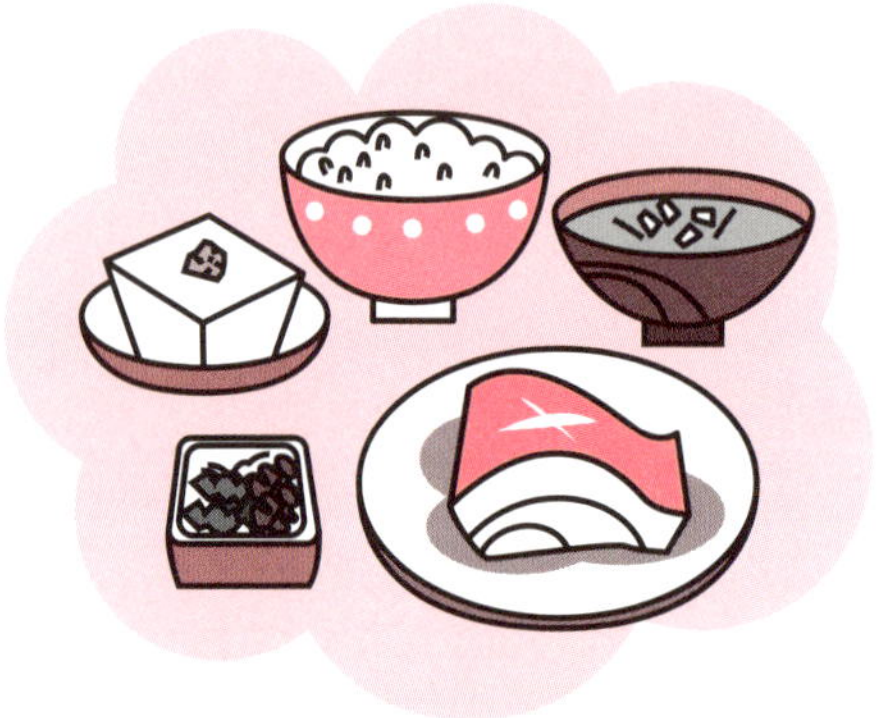

手足のしびれ

指先の運動やマッサージで、血行を改善する

手袋や靴下で、手足をけがから守る

急激な動きを避け、ものを持ち上げるときなどは十分に注意する

第4章

心を軽くするための本人の心得と家族のケア

心に起こること

患者さんの心に起こるプロセス

患者さんの心のうちで起こるショック

がん患者さんは「がん」と告知されてからさまざまな不安を抱き、その不安と闘う生活を強いられます。

最初のショックはがんと告知されたときでしょうが、そのあと、乳がんの患者さんは乳房喪失のケースもあり、術後の経過、抗がん剤治療による副作用もショッキングな出来事です。また最初の手術で完治するがんは別として、転移性の進行がんの場合は、再発や他臓器への転移の疑いが出たときなど、いわゆる「悪い知らせ」へのショックは小さなものではありません。

ショックから立ち直る心のプロセス

「悪い知らせ」によって一度は落ち込む患者さんの心は、やがて81ページに示すように「心のプロセス」を経て、現実に適応しながら立ち直ります。

こうした「心のプロセス」はどの患者さんも同じようなパターンを経験します。患者さん自身、こうした心のプロセスを知り、「いまはつらい時期だが自分もやがて現実に適応できる」と自信が持てるようになると治療にもよい影響がでます。

ここが大事!!

●治療が終わってから強くなる不安

手術、抗がん剤治療と受けていくと、多くの患者さんは精神的に強くなります。治療中は気が張っていることもあり、前向きな姿勢で取り組めます。

しかし、治療が終了し医師から「もう治療は終わりですよ」と告げられたときから、再発の不安が強くなり、精神に不調を来す患者さんが少なくありません。家族は治療が終わったときこそ注意し、不安が大きくなる患者さんの心をケアしてあげてください。

患者さんの心のプロセス

ショックを受ける出来事

①告知のとき

第1段階　第2段階　第3段階

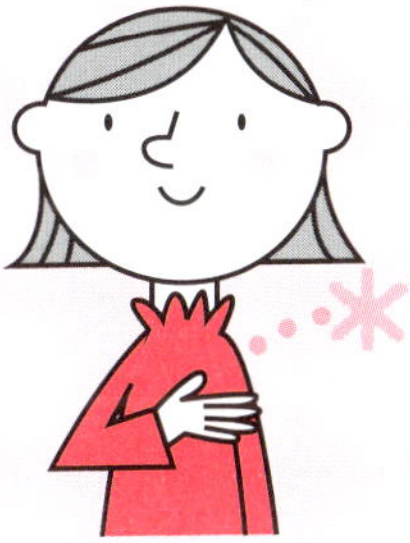

②術後の検査結果

第1段階　第2段階　第3段階

③再発の疑いが出たとき

第1段階　第2段階　第3段階

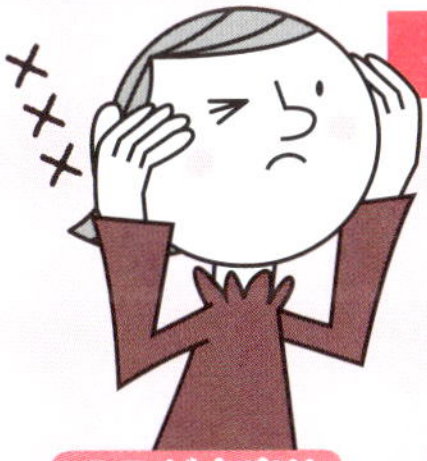

④他臓器への転移が認められたとき

第1段階　第2段階　第3段階

⑤転移から末期

第1段階　第2段階　第3段階

ここが大事!!
患者さんはショックな出来事から、第1段階・第2段階を経て、第3段階へと立ち直る

がん患者の心のプロセス

第1段階	第2段階	第3段階
衝撃・否定・絶望 ショックから診断結果などを否定します。無感覚状態や、絶望感、挫折感を経験します。	**不安・悲しみ・抑うつ** 不安や悲しみをくり返し味わい、怒りが治まらなかったり強い疎外感や孤独感を感じます。	**再適応・立ち直り** 心の変化に落ち着きが見られ、日常の自分を取り戻します。がんについての情報収集をしたり、出会いを求めるなど前向きな姿勢を取り戻せます。

※患者さんによってショックの大きさや受け方は違います。

心に起こること

がんによるストレスの症状

患者さんが経験する「不安」と「落ち込み」

乳がんの疑いがもたれてから、患者さんはさまざまな場面で、病気の不安と向き合わなくてはいけません。告知を受けた当初であれば、家族や友人にどう話せばよいか、会社にどのように説明したらいいかなど、ひとりで悩みを抱えてしまう人もいるでしょう。さらに、転移性のがんの場合は慢性疾患となり、その段階、段階で大きなストレスを強いられます。そのために多くの患者さんが「不安」と「落ち込み」を経験します。このような不安や落ち込みが強まると「病気の原因は自分にある」、「不安を感じる自分は弱い人間」などと、自分を責めることが多くなります。

不安が強かったら主治医に相談する

不安や落ち込みはだれでも経験する通常の反応なので、それによって自分を責めることは無意味なのです。また、落ち込むからといって、直ちに治療が必要というわけではありません。しかし、日常生活に支障が出るようになったら、主治医に相談したり精神科などを受診することをおすすめします。

ここが大事!!

●再発しても早く気持ちを切り替えて

患者さんは、乳がんの告知を受けたときより、再発がわかったときに大きなショックを受けるといいます。

たとえ再発しても、その時点で最も有効な治療法を選択すれば、元気な暮らしに戻れます。再発を恐れず、初期治療が終了したら早く気持ちを切り替えて前向きに充実した毎日を過ごし、仕事や暮らしのこと、そして治療など目の前のするべきことを1つ1つこなしていくことがよいでしょう。

ストレスによる症状

不安による症状

怒りっぽくなる
体が緊張する
イライラする
眠れない
集中力が低下する
いつも落ち着かない
疲れやすい
心配事が頭から離れない
冷や汗が出る

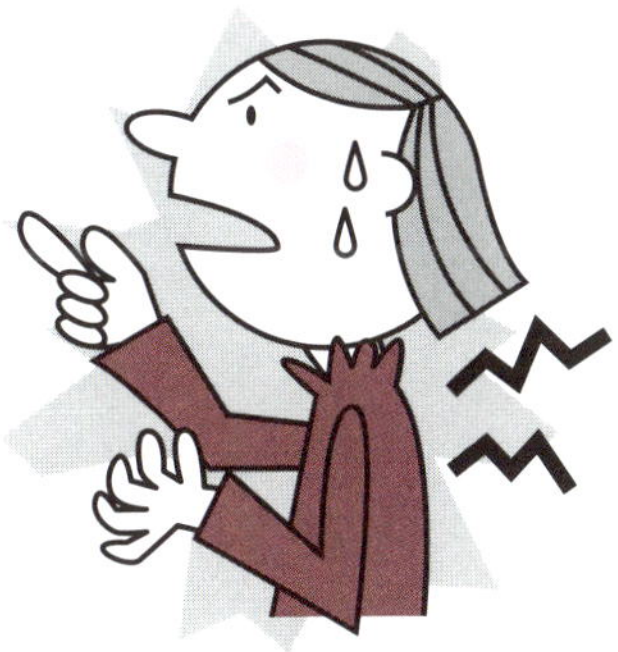

落ち込みによる症状

疲れやすい
食欲がない
死をいつも想像する
何をしても楽しめない
やる気が起きない
自分を責める
決断ができない
眠れない

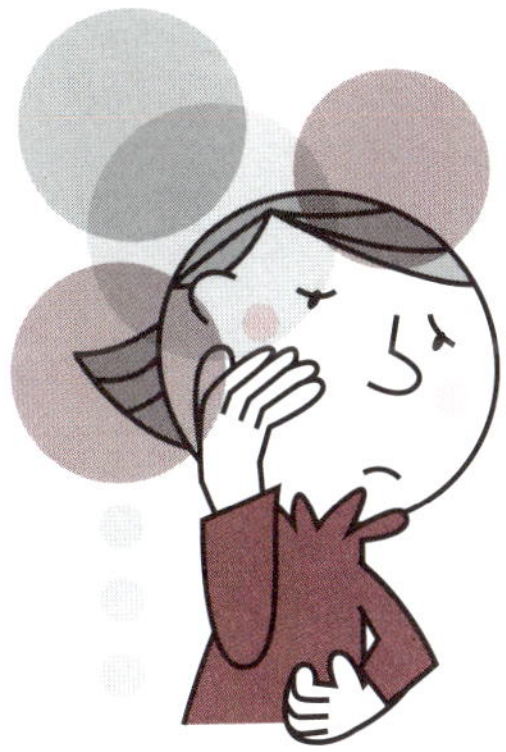

軽症

軽度であれば、趣味やスポーツ、旅行などで気分転換を図りましょう。

重症

2週間以上続くようなら受診しましょう。がんの治療の妨げにもなるので治療が必要です。

・主治医に相談
・精神腫瘍科（がんに関する心の専門）、精神科、心療内科を受診

心に起こること

心配される適応障害とうつ病

ストレス状態にある心は凹んだやわらかいボール

ストレスは、凹んだやわらかいボールにたとえられます。「ストレッサー」と呼ばれるストレスを引き起こす強い原因（衝撃）が継続すると、凹んだボールは元の形に戻らなくなります。

乳がんの告知、再発といった衝撃によって患者さんの心のボールはいったん大きく凹みますが、多くは自然に元の球形に戻ります。しかし、孤立感や恐怖感の強い患者さんは凹んだボールが元に戻らない「**適応障害**」や「**うつ病**」などの状態になります。そうした患者さんは2～4割程度見られます。

適応障害、さらにうつ状態になる

「適応障害」は強い心理的ストレスを感じた際に、予想されるよりも強い不安や抑うつを経験し、日常生活で著しい支障を生じる疾患です。「うつ病」は、適応障害よりもさらに精神症状が重く、身体症状も伴うことが多く見られます。いずれにしても、絶望感や喪失感に襲われ、出口を見つけられないまま食べることも眠ることもできない状態が2週間以上続くようなら、精神疾患としての治療が必要です。

ここが大事!!

●ストレスはがんに悪い影響を及ぼすか?

これまでの研究ではストレスによってがんになったり、がんの進行に影響を及ぼす、といった医学的根拠は明らかになってはいません。しかし、現場の医師の多くは、ストレスをやり過ごし希望を抱いて治療に受ける患者さんや、前向きに自身の生活を大事にしている患者さんの治療や予後がよいのは目のあたりにしています。ストレスと上手につき合い、自分らしい生き方を送ることが大事でしょう。

■ストレスへの心の反応■

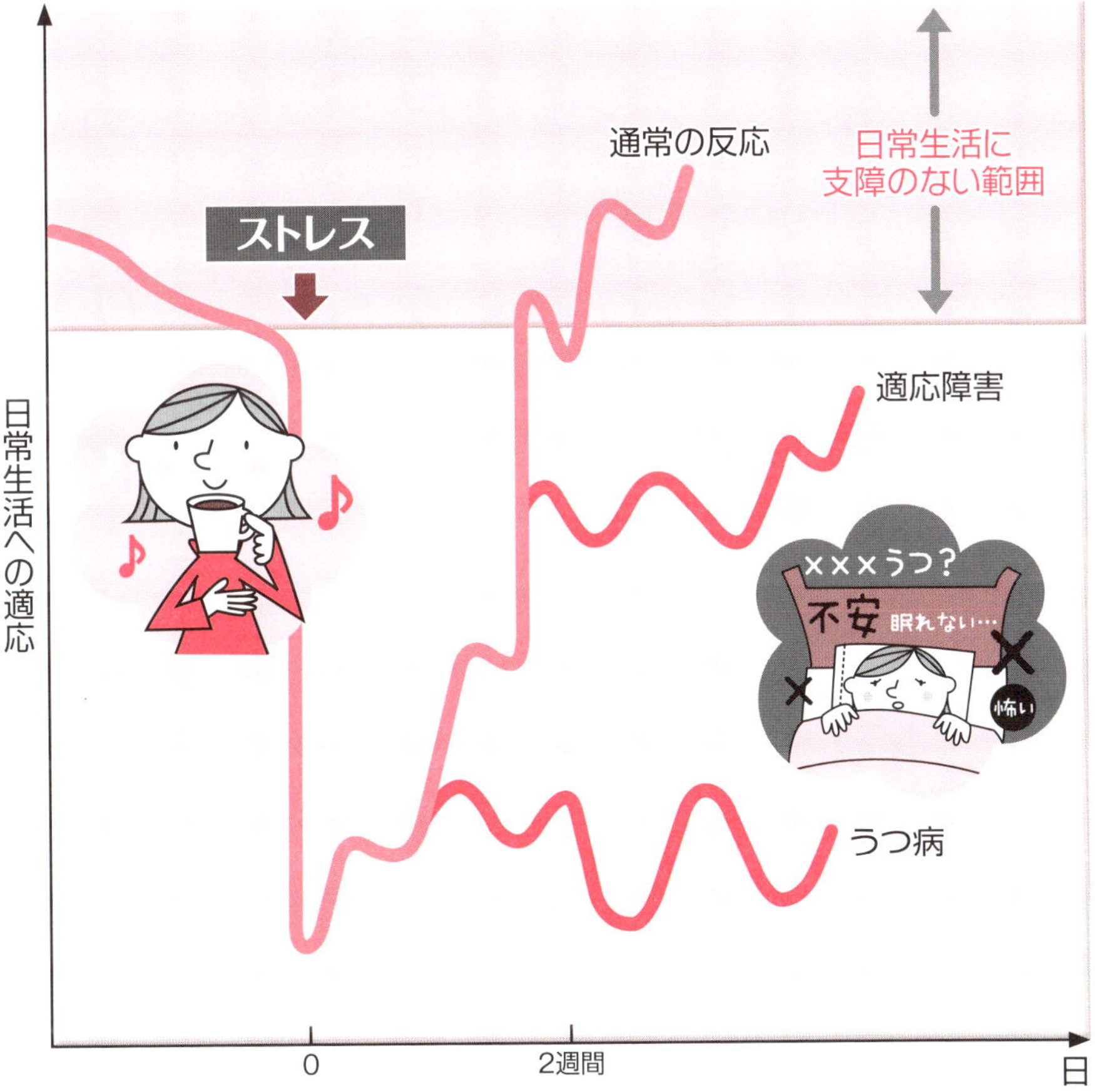

※国立がんセンターがん情報サービス「がんと心」資料より

うつ病

適応障害よりもさらに精神的な苦痛が大きく、落ち込みや抑うつが2週間以上続きます。興味や喜びが減少し、思考力や集中力も低下します。さらに意欲が低下し、自分を責める気持ちが強くなります。

適応障害

過度のストレスによって、不安や不眠、食欲低下、体重減少などの身体症状が出現し、日常生活に支障を来している状態です。立ちくらみや気の滅入りなどを経験し、人と会うのが苦痛で引きこもる人も多くいます。

心のケア

がんのつらさをひとりで抱え込まない

家族にあたってしまう自分を許しましょう

乳がんの患者さんは、病気のつらさは女性である自分にしか理解できないと、夫や家族に悩みを打ち明けるのをためらう人が多いようです。病気の不安や抑うつをひとりで抱え込み孤独感を深めます。イライラして子どもを叱り、小さなことで夫にあたります。そんな自分を責め続け、そのことが原因で心を病むケースが多いのです。

病気のことを不安に思うのは当たり前のことですし、ときにはくじけてしまうこともあるでしょう。イライラして家族にあたってしまうのはあなただけではありません。そんな自分を許すことから、心のケアを始めましょう。

味方をたくさん作ることが大切

がんとのつき合い方は、「共生」という考えもありますが「闘い」という面もあります。がんと闘うときひとりでは心細いでしょう。まず家族を味方にしましょう。そして友人や職場の仲間、医師や看護師などの医療関係者、同じ患者さんの仲間、さらに広く考えれば「抗がん剤」や「睡眠薬」も味方につけて治療に前向きに取り組みましょう。

ここが大事!!

●病院にはなんでも相談してほしい

乳がんの専門病院あるいはその病院と診察連携のとれている診療所では、患者さんと家族を支援するためのチーム医療体制が整備されています。体調だけではなく、心の問題、家族の問題、経済的な問題も相談できる体制が整った病院が増えています。ケアチームのスタッフと気軽に話すことで乳がんの不安を軽くしましょう。

■あなたや家族の周囲にいるたくさんの味方■

心を支える味方

あなたと家族

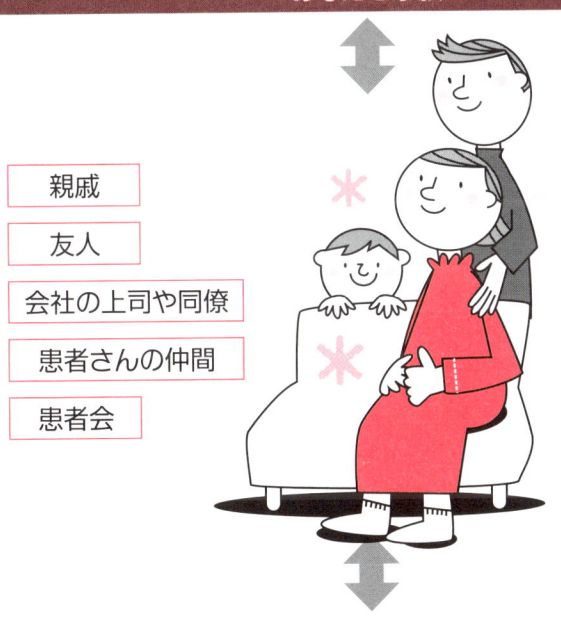

- 親戚
- 友人
- 会社の上司や同僚
- 患者さんの仲間
- 患者会

医療面での味方

医師

乳腺（外）科医
腫瘍内科医
精神腫瘍科医
精神科医・心療内科医
放射線外科医
緩和医療医
形成外科医
病理診断医
画像診断医
核医学科医
リハビリテーション科医
麻酔科医

専門職

看護師
乳がん看護認定看護師
薬剤師
放射線技師
理学療法士
細胞診断士
管理栄養士
心理療法士
臨床検査技師

相談窓口

ソーシャルワーカー

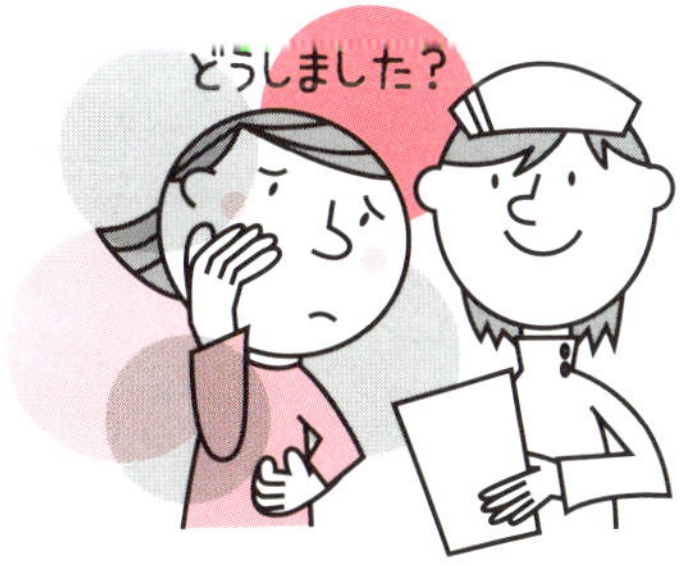

心のケア

日常生活で「してはいけない」ことはない

治療が終了したら患者ではない

乳がんは、ほかのがんに比べて治療が長期にわたる傾向があります。術後10年、20年を経過して再発・転移が起こることがめずらしくありません。それだけ長く不安を抱えて暮らさなくてはいけませんが、逆にその間に日々治療法が進化し、死の危険を遠ざけることができる可能性が増大します。

手術などによる初期治療が終了したら、もう患者ではありません。あまり悲観的に考えず、健康に気をつけ普通の暮らしを楽しむことが大事でしょう。

心のケアで大事な普通の暮らし

手術後、通院によって抗がん剤などの薬物療法を受けている間は、健康なときと同じ生活に戻ることは難しいかもしれません。後遺症によっては仕事を続けるのは困難かもしれませんし、友人などとの交流が気の重いこともあるでしょう。だからといって家にこもり、「がん」のことばかり考えていても、健康的な生活は取り戻せません。たとえ治療が長期になっても、一日一日を大切に過ごしながら根気よく治していくことです。

ここが大事!!

●がんばり過ぎるのも禁物

気落ちから、なかなか日常生活に戻れない患者さんもいますが、反対にがんばり過ぎてしまう患者さんも心配です。まだ本調子でないのに仕事にまい進したり、がんに効くと宣伝する健康食品を片っ端から購入したり、体調が優れない日も運動したり……。取り戻したいのは「普通の暮らし」です。健康を第一に、がんばり過ぎず病気と上手につき合っていくことがなにより大事でしょう。

■取り戻そう!! 普通の暮らし■

①家族の役割を果たしましょう

体調が悪いときは別ですが、これまで果たしてきた妻や母としての仕事は、早く行うようにしましょう。

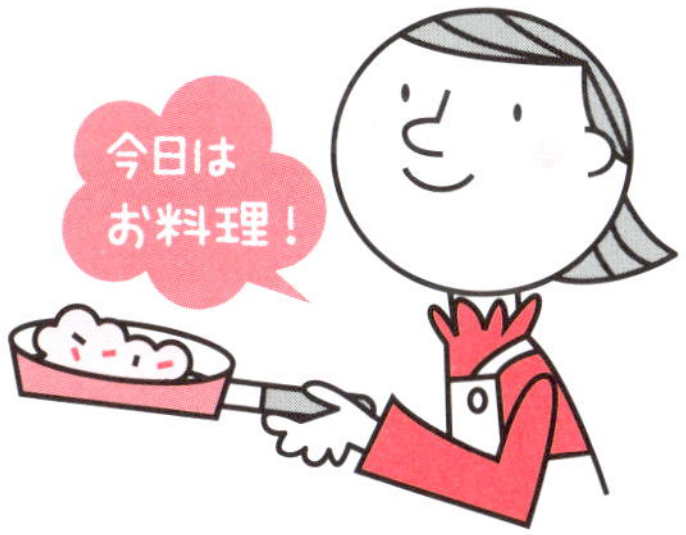
今日は
お料理！

②職場に復帰しましょう

体調を見ながら、可能なら早く職場に復帰したいものです。やりがいのある仕事が心を前向きにしてくれます。

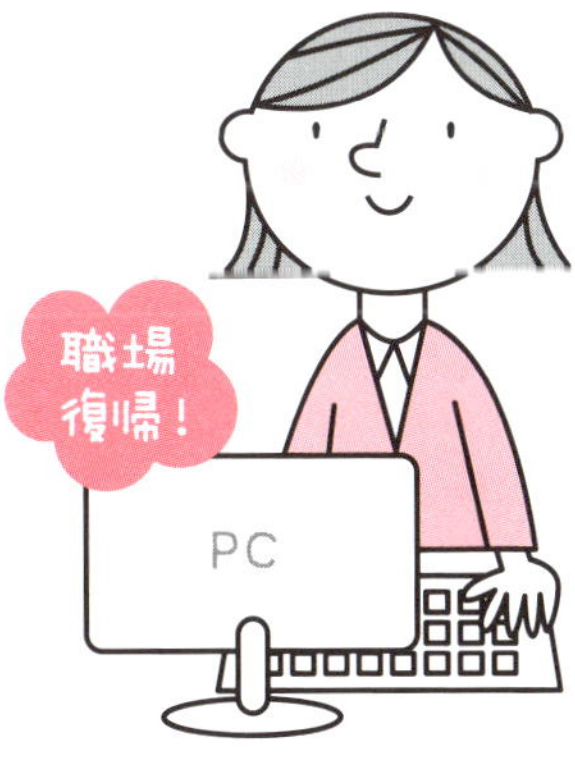
職場
復帰！
PC

③友人とのつき合いを続けましょう

親しい友人なら、明るい表情のあなたにホッとして、目に見えない支援をしてくれるはずです。

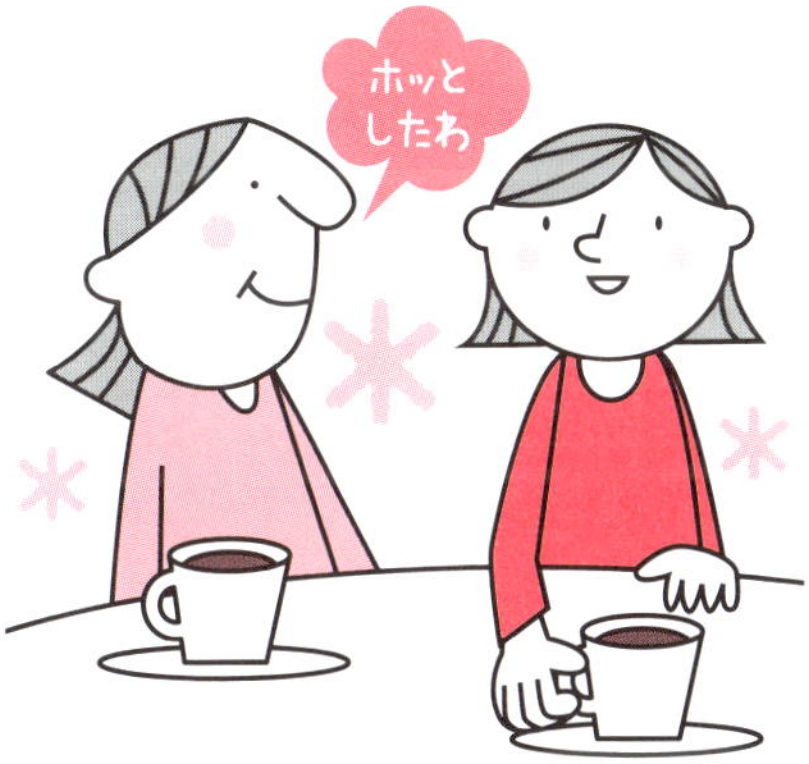
ホッと
したわ

④趣味を続けましょう

趣味への興味が失われることもありますが、少しがんばって続けるとまた興味が湧いて、生活が豊かになります。

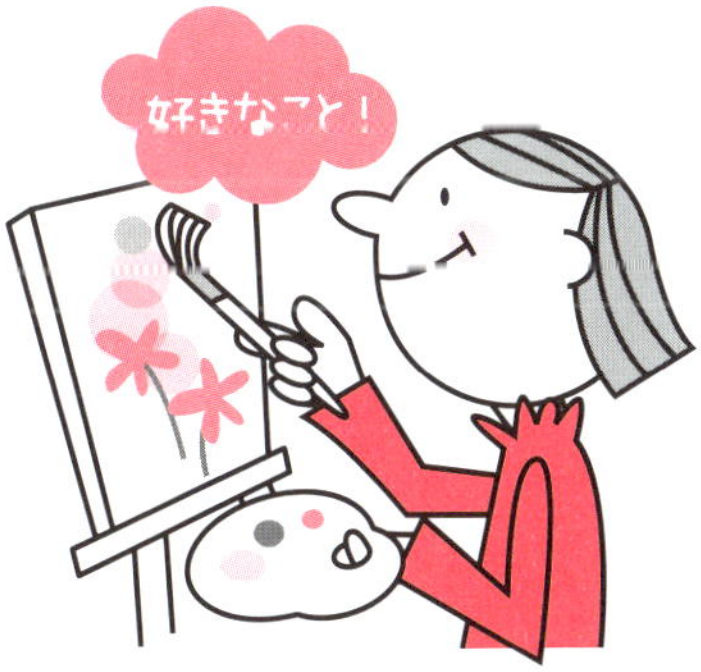
好きなこと！

心のケア

納得した治療のためのセカンドオピニオン

主治医から病状や治療方法をよく聞く

乳がんの治療法には外科的手術、放射線療法、薬物療法があり、それらを組み合わせることで多くの選択肢があります。それは、初期的治療だけでなく、再発・転移が見つかったときも同様です。いろいろな治療法がありますから、どんな治療が有効であり、どのように選択できるのか、主治医からよく説明を受けることが大切です。

セカンドオピニオンを求めるポイント

担当医や主治医の説明が納得できない場合、あるいは納得できてもほかの医師の考えも聞いてみたいときに求めるのが「**セカンドオピニオン**」です。

セカンドオピニオンを求めるとき、主治医の提案する治療法が、日本乳癌学会が作成している「乳癌診療ガイドライン」に沿ったものか確認することをおすすめします。ガイドラインに沿った標準的なものであれば、セカンドオピニオンを求めても同じ治療法が示されることが多いので、主治医の治療方針に従ったほうが早道と考えられます。

ここが大事!!

●**増えている「セカンドオピニオン外来」**

最近、がん医療を行っている医療機関では「セカンドオピニオン外来」を設置している病院が増えています。希望する病院にセカンドオピニオン外来があれば、そちらに申し込めばスムーズです。セカンドオピニオンを受けたくても、どこで受けたらいいのかわからない人は、がん診療連携拠点病院にある「相談支援センター」に問い合わせるとセカンドオピニオン外来のある病院を教えてくれます。

■セカンドオピニオンを求めたほうがよい場合■

①主治医の診断と治療方針（ファーストオピニオン）をよく聞く

納得できない場合は「ガイドライン」に沿った治療方針かどうか確認しましょう。ガイドラインに沿った治療であれば、標準治療を重視する医師であれば、セカンドオピニオンもほぼ同じと考えられます。

注意!! 主治医の話をきちんと聞かないと、次々に病院を替える「がん難民者」になる可能性があります。

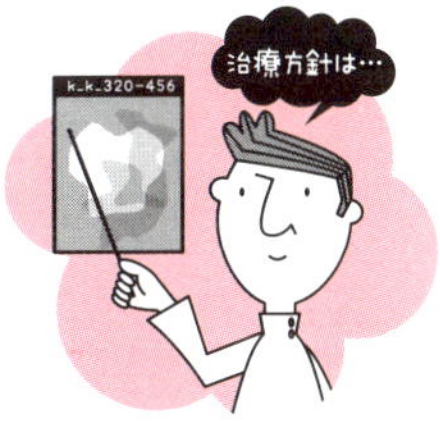

②主治医から紹介状を受け取る

セカンドオピニオンを受けたいという希望を主治医に伝え、紹介状（診療情報提供書）や血液検査・病理検査・病理診断などの記録やCT・MRIなどの画像検査結果を用意してもらいます。

③希望先の医療機関に申し込む

「セカンドオピニオン外来」が設置された病院なら、そちらに申し込みます。設置されていない病院も同様ですが、あらかじめ連絡し、どこに申し込むか確認をしてから受診しましょう。

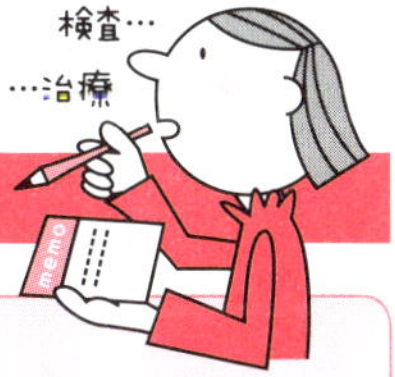

④確認事項をメモしておく

ファーストオピニオンに抱いた疑問点などをメモしておきましょう。納得できないこと、希望することをきちんと伝えられないと、セカンドオピニオンの医師もどのように回答すればよいかわからず、結局ほしい情報が得られません。

注意!! 医師の説明をきちんと聞かないと、「がん難民者」になる可能性があります。

⑤主治医に報告する

セカンドオピニオンの結果を主治医に報告します。その結果、主治医の治療方針に納得できれば、そのまま治療を継続します。納得できない場合はセカンドオピニオン先の病院で治療を引き継いでもらいます。

心のケア

知識を増やすことで不安を解消する

病気の知識が勇気をくれる

「知らない相手」に警戒心をおぼえ、恐れることはだれにでもあることです。まして、相手は「がん」という死につながりかねない病気です。恐怖を感じ、できれば「遠ざけていたい」「知りたくない」と思うのは自然な感情です。しかし、相手を知らなくては恐怖から脱却できません。まず、乳がんとはどんな病気でどんな治療が行われるのか、そのためにどんな検査が行われるかなど、知っていれば漠然とした不安を軽減できることもあります。

多方面から情報を収集する

病気の情報はまず主治医からのものがベースになります。治療方針などについて別の意見も聞く場合は、セカンドオピニオンもあります。一般的な知識を蓄えたい場合は本書のような書籍や新聞、インターネットも有効です。さらに、同じ病気の患者さんから聞く話や、病院などが主催するセミナーも役立ちます。こうして多方面から集めた情報の中から、自分に合ったものを選択し、客観的で正しい情報を獲得しましょう。

ここが大事!!

●家族も病気の知識を増やそう

病気の知識は患者さん本人よりも、家族に多く持っていてもらいたいということがあります。療養生活も家族に病気の知識があれば、患者さんもずいぶん励まされるでしょう。落ち込んだときも、ごく自然にサポートすることができます。がんという病気を大げさに考えず、かといって過小評価せず自然に療養するには、本人も家族もがんをよく知り、粘り強く、楽しく生きることがとても大切です。

役立つ情報の集め方

①主治医から話を聞く

治療について疑問があれば主治医に相談しましょう。難解な点があれば、やさしく解説してもらいましょう。

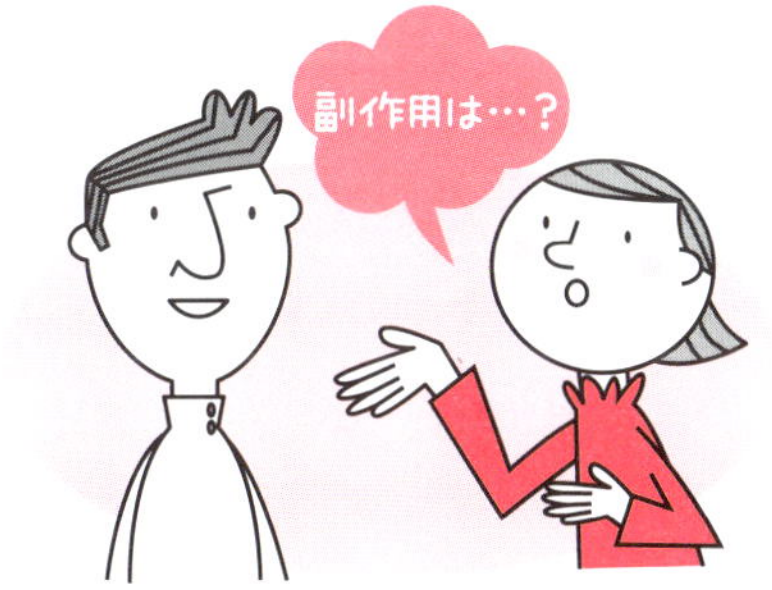

②医療などのスタッフに相談する

療養生活については看護師などに相談を。療養費などは病院のソーシャルワーカーが情報を提供してくれます。

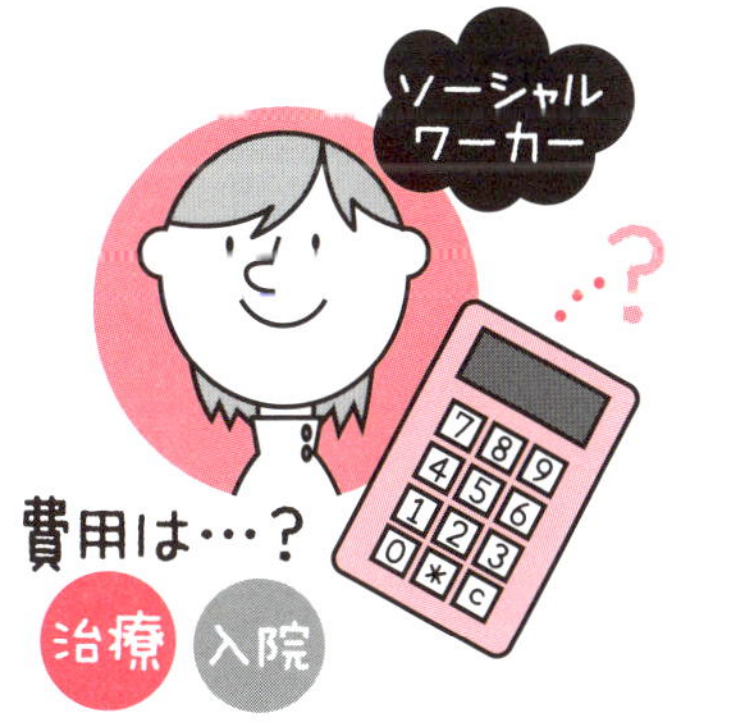

③同じ病気の人に話を聞く

病院で知り合った患者さんや、患者の会に参加して病気の先輩などに話を聞くと知識が増えます。

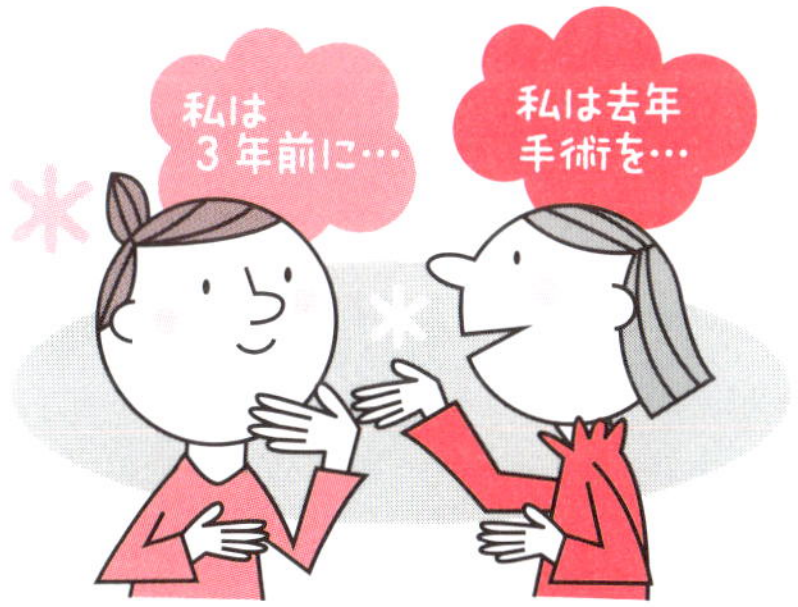

④本や新聞やインターネットを活用する

病気の知識、制度などについて情報を得るなら書籍や新聞、発信元が確かなウェブサイトが役立ちます。（156ページ参照）

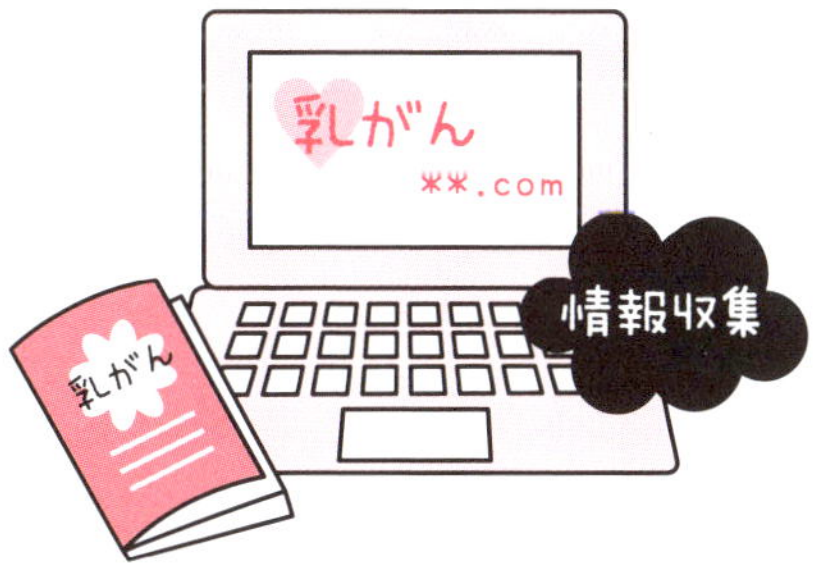

心のケア

痛みは我慢しない

我慢強さがマイナスに働くことがある

日本では、古くから痛みを我慢するのは美徳の1つとされてきました。「痛い」と大声を上げると、「大げさな人」「我慢の足りない人」などと軽蔑されることさえありました。しかし、病気による痛みを我慢してよいことは1つもありません。我慢強さがマイナスに働くことがあるからです。我慢したに痛みが原因で食欲が落ちたり、睡眠不足に悩まされることがあります。その結果、体力の消耗から免疫力が低下して治療にも悪影響がもたらされます。

痛みを感じたらためらわず医師に相談を

さらに、痛みは患者さんの生き方や考え方にも大きな影響を及ぼします。患者さんは激しい痛みを感じると、病気への不安が高まり、前向きに治療を受けようという気持ちが萎えてきます。日常生活の中でも苦痛が大きな割合を占めると少しも楽しめず、うつ病の心配も出てきます。そうならない前に、痛みを感じたら主治医に相談することです。強い痛みであれば、緩和医療科、精神腫瘍科と連携した「痛み」に対する治療がスタートします。

ここが大事!!

●早期から痛みの緩和ケアを

「緩和ケア」というと末期のがんの人のホスピスなどをイメージしますが、緩和ケアは早期から受けることが可能です。がん対策基本法では「緩和ケアを早期から適切に行うこと」が明記されています。また、現在がん診察連携拠点病院の指定を受けている医療機関は緩和ケアに対応できる機能があり、入院だけでなく外来診療でも対応できる整備が進みつつあります。

■痛みを我慢■

強い痛みがある

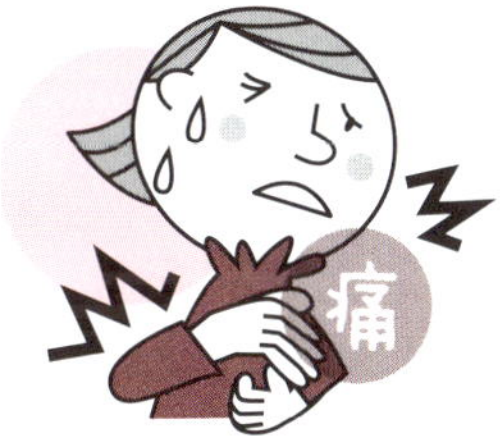

○ **痛みの治療を受ける**

- 体力や精神力が回復する
- 治療に対して積極的になれる
- 生活の質（QOL）が向上する
- 免疫力がアップする
- 体に良い影響が現れる

日常生活を心ゆくまで楽しめる

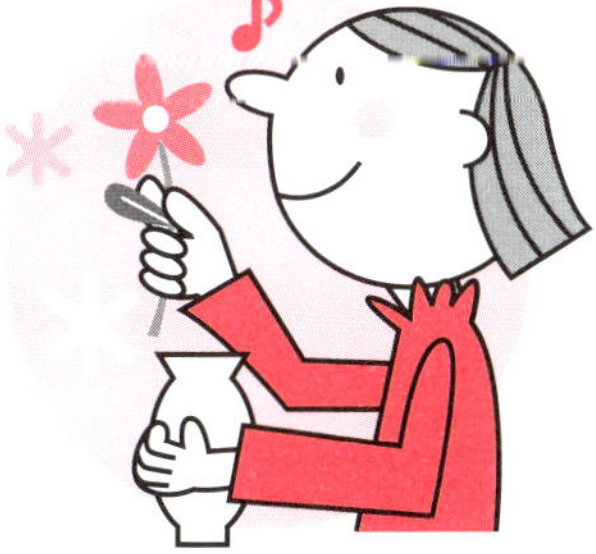

× **痛みを我慢する**

- 病気への不安や治療への不信が高まる
- ストレスが大きくなる
- さらに痛みが強くなる
- 抑うつ状態になる
- 生活の質が低下する

日常生活が楽しめない

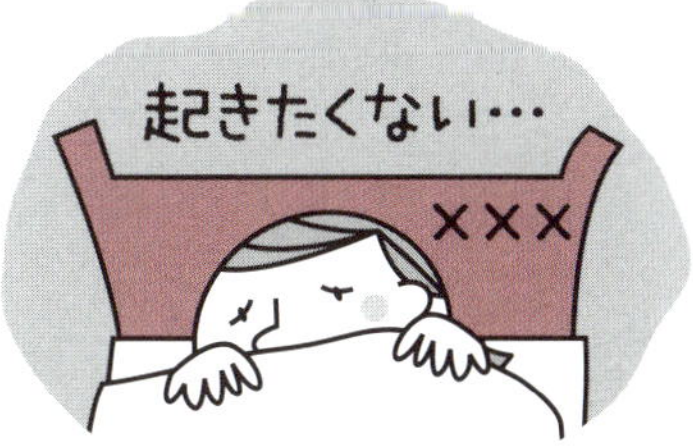

家族のケア

療養中に家族が心がけたいこと

患者さんの気持ちは不安定なもの

患者さんが乳がんという試練を乗り越えていくうえで、家族は大きな支えになります。がんの告知や再発など悪い知らせを聞いたとき、患者さん本人のつらさを、100％理解することはできませんが、どれほどの衝撃か察することはできます。そんな患者さんに対して、「いたわる気持ち」が大切です。さらにその気持ちを持続させることが重要です。患者さんは病気の不安から、治療に対して消極的になったり、積極的になったり日々変化します。そんな患者さんに対して「昨日と言うことが違うじゃないか」と責めても、患者さんはさらに不安定になるだけです。「いたわる気持ち」を思い出し、辛抱強く患者さんと接しましょう。

「あいまいさ」を残すことが大事

患者さんをケアするには、家族の意見を押しつけたり、患者さんの考えを早急に求めたりしないことです。確定的なことばで励ますのではなく、どこか逃げ道をつくって接しましょう。「あいまいさ」を残したまま、ゆるやかなケアを心がけましょう。

ここが大事!!

●「励まし」は自分の不安を押しつけるだけの行為？

患者さんは病気の不安から、精神状態がギリギリのときがあります。精一杯生きている相手に「いつまでもふさぎこむな」「もっとがんばろう」などとむやみに励ますのは禁物です。

そんな励ましのことばをかける家族は、往々にして自分の不安を口にしているだけ、ということが多いのです。自分のことばが本当に、患者さんを支えることばになっているのかよく考えましょう。

■家族の精神的なケアの方法■

①病状や治療方針の説明のときは同席する

治療を受ける前に、医師などから医療行為について説明を受けるインフォームドコンセントなどに、家族も同席しましょう。

②乳がんについて知識を増やす

乳がんについての情報を得るために書籍や新聞、ウェブサイトなどで調べましょう。家庭では病気のことをオープンにして、いっしょに勉強し率直に話し合いましょう。

③患者さんの考えをよく聞く

当事者は患者さん本人です。治療方針について家族が強制することはできません。患者さんの考えをよく聞きどんな援助ができるか考えましょう。

④患者さんの気持ちを理解する

例えば、「乳房を取る手術を受けても、君への愛情にゆるぎはない」など、患者さんの気持ちを理解して援助を行いましょう。

⑤自分のできることを考える

家族として暮らしていくうえで、患者さんは何ができ、何ができないかをよく話し合い、家事の一部などできないことをサポートしましょう。

⑥自分のやり方を押しつけない

患者さんへのいたわりが過剰になると、家族は自分のやり方を押しつけたり、できることを取り上げたりしがちです。よく話し合って、できることは自分でしてもらいましょう。

⑦家族も自分の生活を大事にする

乳がんの治療は、長期にわたることが少なくありません。家族も自分の時間や生活を大事にして、ケアに疲れないようにしましょう。

家族のケア

会話は心の治癒力を高める

患者さんは話すだけで心がラクになる

「話をしただけでラクになった」と口にする患者さんは少なくありません。相手が医療関係者でも家族でも、患者さんは話すだけで、胸の苦しみが氷解することもあるようです。相手が自分の苦しみを理解し、同調してくれることに安らぎを感じるためでしょう。

さらに、話すことで心の問題が整理でき、真正面から病気と向き合う勇気を持つきっかけになることもあります。家族はこうした会話の効果を理解して、患者さんが病気の不安などを話しかけてきたら、なるべく用事の手を休め正面に座ってゆっくり話を聞くようにしたいものです。

会話は患者さんのペースに合わせる

患者さんから病気について話があったら、患者さんの気持ちに添って会話を進めましょう。こちらの意見を押しつけるようなことはせず、話を聞く側に回ります。会話の時間は患者さんが8割・家族が2割くらいを意識しましょう。大きくうなずきながら、自分が患者さんの支援者であることをわかってもらいましょう。

ここが大事!!

●心にも治癒能力がある

身体に自然治癒力があるように、心にも治癒力があります。

大きなストレスで凹んだ心も、心に備わった治癒力によって徐々に回復します。そんな回復の扉になるのが信頼できる相手との会話です。会話を通して自分を肯定してくれたことで、その事実が不安を解消する根拠になります。さらに、「自分にはたくさんの味方がいる」という思いが心を癒してくれます。

■患者さんとの会話のポイント■

④元気なころと同じように話す 無理して演じるのではなく、元気なころと同じように自然に接しながら、不安が癒えるように話しましょう。	**①患者さんの話をよく聞く** 患者さんは大きな不安の中にいます。まず話をよく聞き、がんばっていることをねぎらいましょう。
⑤表情と声のトーンも合わせる 患者さんが笑顔のときは笑顔を意識して、表情と声のトーンを合わせると安心して話ができます。	**②まず患者さんの考えを肯定する** 患者さんが悲観的なことを口にしてもすぐに否定したりせず、まず「そうだね」と肯定から入りましょう。
⑥「がんばってね」は控えて がんばっている患者さんに、これ以上「がんばれ」と強いるのは酷です。「がんばってるね」と認めましょう。	**③患者さんのペースに合わせる** 患者さんの話についていくことです。話題を変えたり、自分の考えを押しつけたりしないようにしましょう。

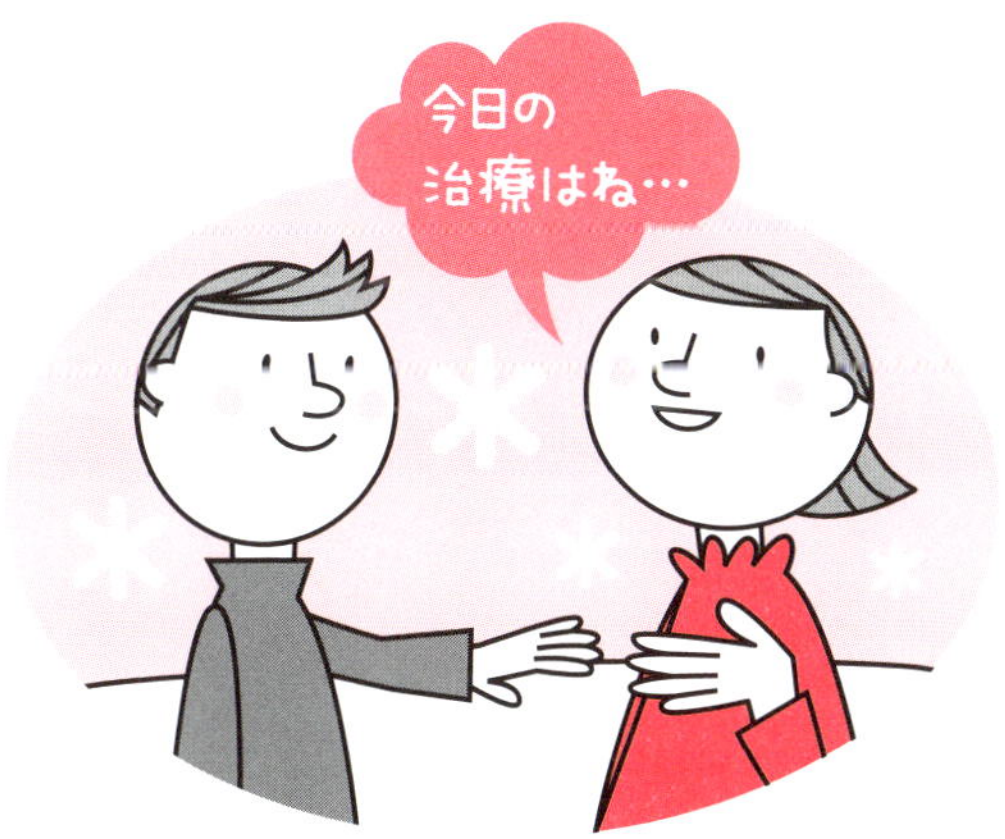

C O L U M N

家族は第2の患者

がんの告知を受けたとき、患者さんは大きなショックを受けますが、家族も同じように精神的な衝撃を受けるといわれています。多くの調査ではがん患者を抱える家族の2～3割に強い不安や抑うつが認められたことが明らかになっています。

家族の苦しみは患者さんが告知を受けたときから始まり、治療がうまく進めば家族も元気になり、治療の経過がよくないと家族も沈みがちになるという傾向があります。そうしたことから、がんは「家族の病」、家族は「第2の患者」と呼ばれています。

このように家族はストレスを抱えやすい状態ですから、日ごろから心身をリフレッシュするなど、患者さん以上に自身の心のケアを心がけたいものです。

●家族も心がけたい心のケア

①	ときには人と積極的に交流する
②	ときには人と離れて静かな時間を過ごす
③	体を動かし、よく眠る
④	感情を無理に押し込めない
⑤	心の専門家に気軽に相談する
⑥	患者さんの容体で自分を責めない
⑦	家族も自分の生活を大事にする

第5章

術後の生活とリハビリ

体調

体調を整えるためには

規則正しい生活で療養中の体調を管理する

自宅での療養中、一日中横になってばかりでは、食欲が衰えたり、排泄が不順になったりするだけでなく、良質な睡眠を得られないために、精神的にも不安定になってしまいます。

こうした不調に陥らないためにも、規則正しい生活で体調管理することが大切です。

毎朝決めた時間に起き、バランスのとれた食事をし、日中は適度にからだを動かして、夜更かしせずに十分な睡眠をとる。体の負担にならない程度の家事を、リハビリのつもりで少しずつやってみるのもよいでしょう。

深呼吸やストレッチで心身ともにリラックス

深呼吸やストレッチは副交感神経を活性化し、内臓の働きを高めたり、疲労回復に効果があります。体の緊張もほぐれ、心身ともにリラックスできるので、気分がすぐれないときや疲れたときなどに取り入れてみましょう。

朝起きたら深呼吸をし、夜寝る前にストレッチをするなど、自分にあったやり方で習慣化すると、体調管理のためにもよいでしょう。

ここが大事!!

●療養中は無理をしない

退院後、早く元気にならなければと焦るあまり、多少無理をしてもからだを動かし、体力の回復に努めようとする患者さんがいます。

しかし、治療中や治療直後は、体力の消耗や心身の疲労が思っている以上に著しい場合もあります。疲れやだるさを感じたり、どうしてもやる気が起きないときなどは、思い切って休むことも必要です。

時間をかけ、ゆっくりと日常生活に慣れていくことで、精神的な安定も得られます。

■体調管理のポイント■

感染予防

体の抵抗力が低下しているため、風邪などの感染に注意

・うがい、手洗い
・人混みを避ける
・出かけるときはマスクをする

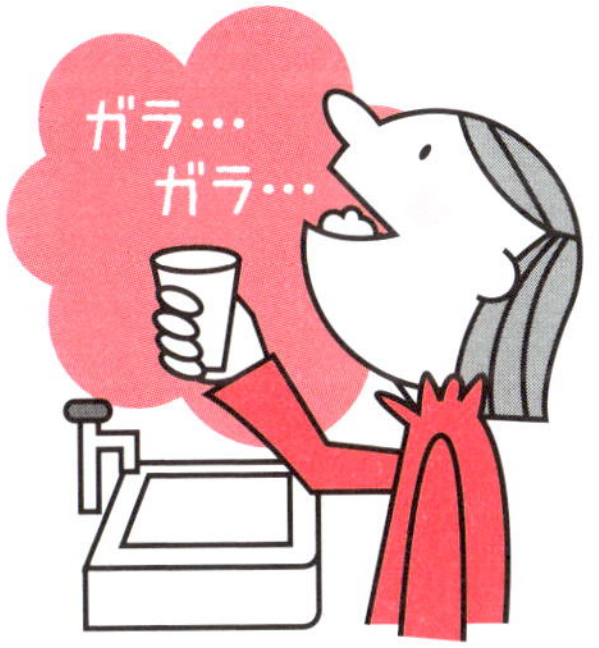

規則正しい生活

・毎朝、決めた時間に起きる
・バランスのとれた食事をとる
・日中、適度にからだを動かす
・夜、早めに寝る

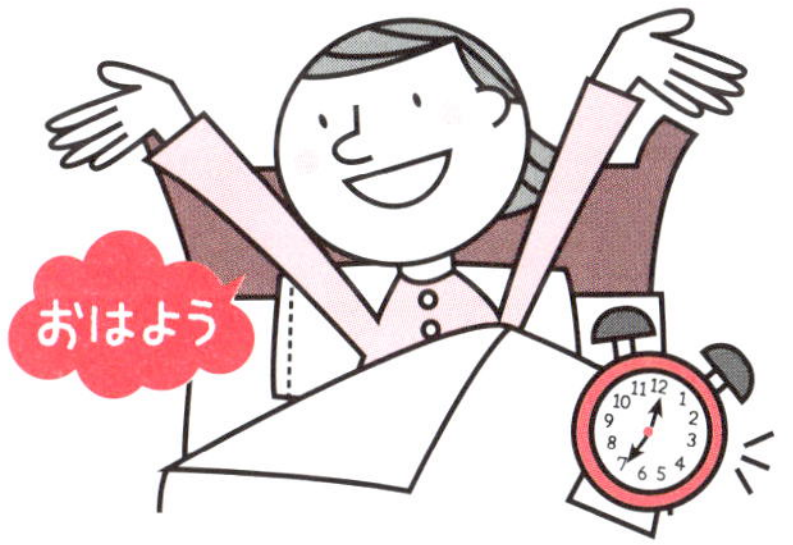

悩みや不安の解消

悩みや不安をできるだけ取り除き、気持ちを楽にする

・病気や治療などの悩みは担当医や看護師に相談する
・患者会などに参加し、経験談を聞いたり、悩みを共有する

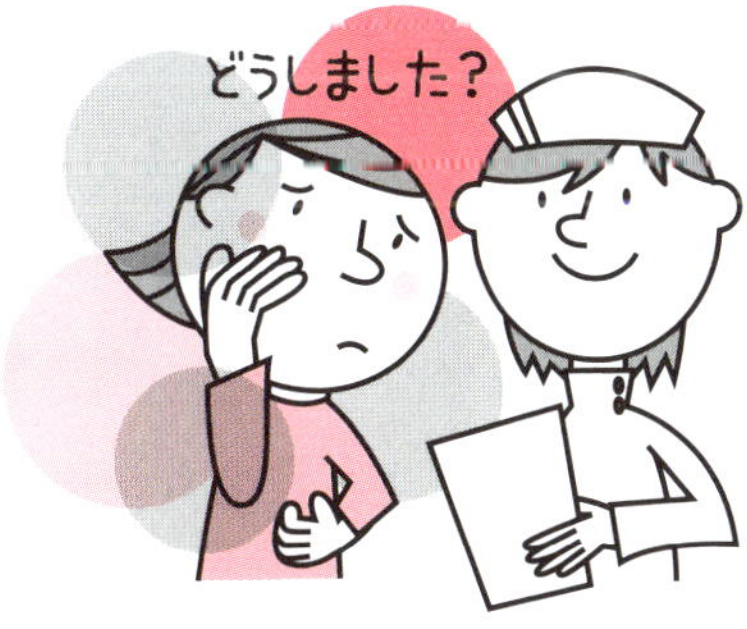

リラックス法

心身ともにリラックスすることで、内臓の働きが高まり、気分転換にもなる

・深呼吸をする
・簡単なストレッチをする

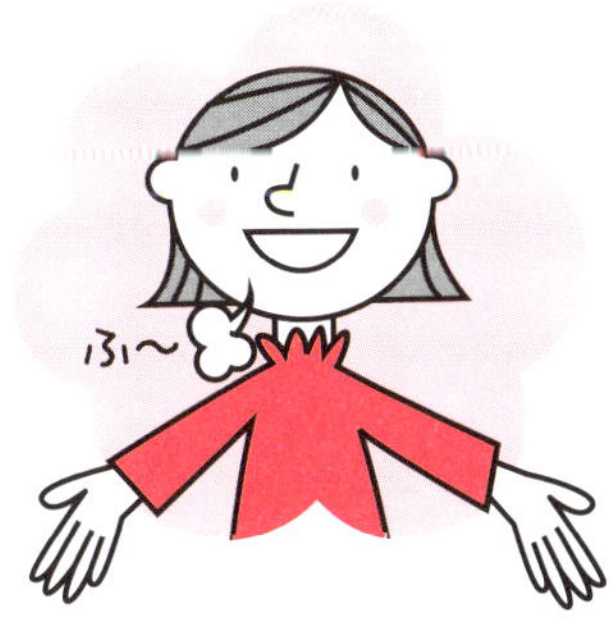

乳がんの基本
乳がんの治療
副作用への対処のしかた
心を軽くするケア
術後の生活とリハビリ

体調

大切な休養と睡眠

日中の活動と休養、睡眠のバランスが大事

健康な人でも、悩みや不安があると眠りが浅くなり、体調がすぐれないものです。ましてや患者さんは、診断を下された日から、さまざまな悩みを抱えているうえ、治療の影響などで体のだるさや疲労感がぬけず、寝つきが悪かったり、十分に休んだつもりでも疲れがとれなかったりする場合があります。

体調管理には、良質な睡眠が欠かせません。その日の体調に合わせ、負担にならない程度の活動と適度な休養をとりながら、快適な睡眠が得られるように工夫しましょう。

規則的な昼寝で気分もさわやかに

規則的に昼寝をすることで、疲れがとれ、気分がすっきりする場合もあります。ただし、長時間の昼寝は、夜の寝つきを悪くしたり、睡眠時間の減少につながるので、1時間以内をめやすにしましょう。

また、医師に相談して精神安定剤や睡眠導入剤を処方してもらうこともひとつの方法です。専門家の指示を守れば、習慣になる心配はありません。

ここが大事!!

●不眠の原因を取り除く

不眠の原因はさまざまです。治療によるだるさや疲労感、痛み、違和感など身体的な苦痛を原因とするもの。

病気や経済的なことに対する不安や、思うように活動できないことへの不満など、精神的な苦痛を原因とするもの。

また、生活習慣の変化になれないために不眠になることもあります。

まずは、不眠の原因を自分なりに考え、どんな小さなことでも担当医や看護師に相談してみましょう。

より良い睡眠を得るための工夫

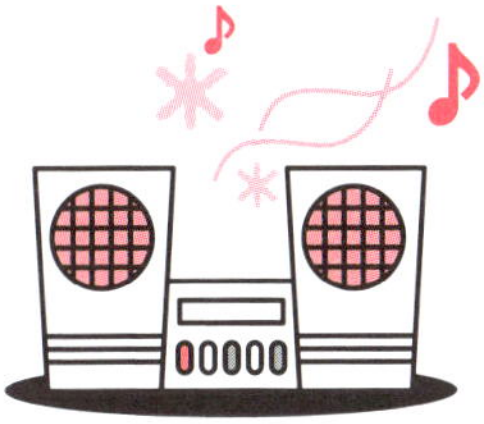

好きな音楽を小さめの音量で流す

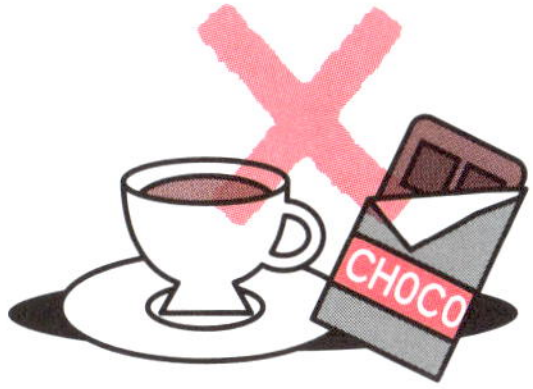

夕食後は、カフェインの多い
飲み物や食べ物を控える

ぬるめのお風呂や、
入浴後のストレッチ

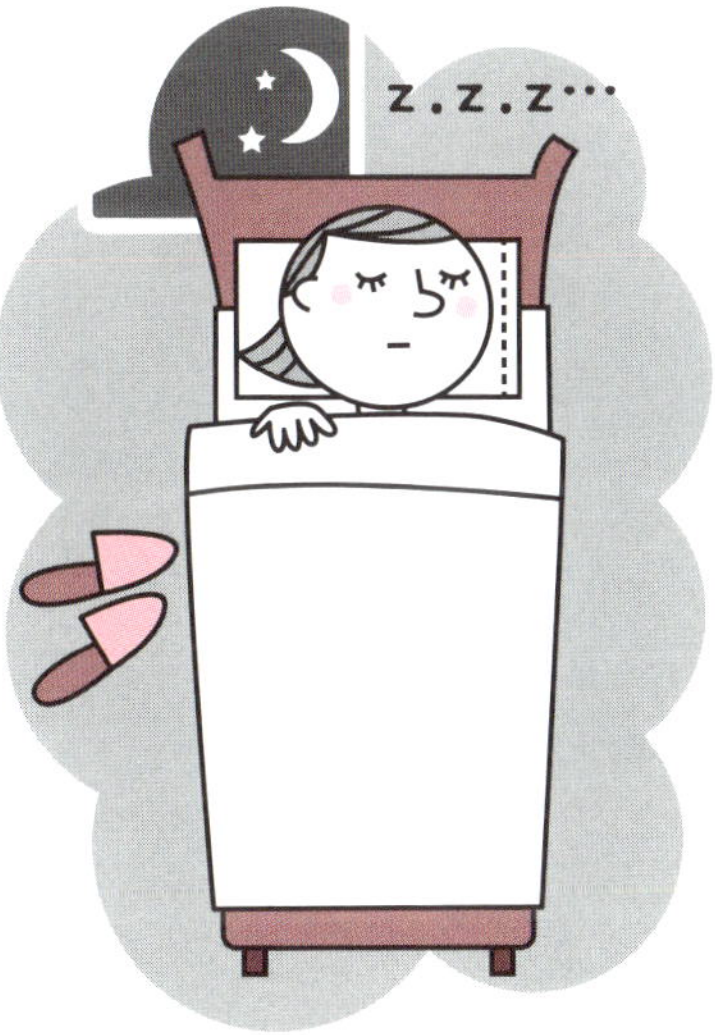

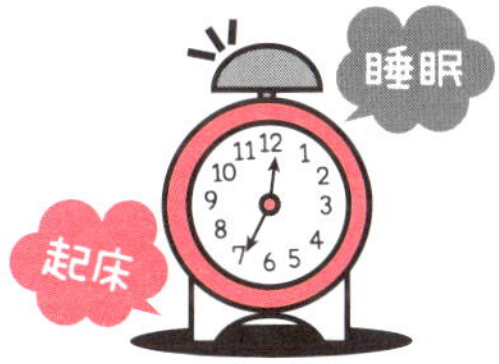

毎日の起床時間と
睡眠時間を
規則正しくする

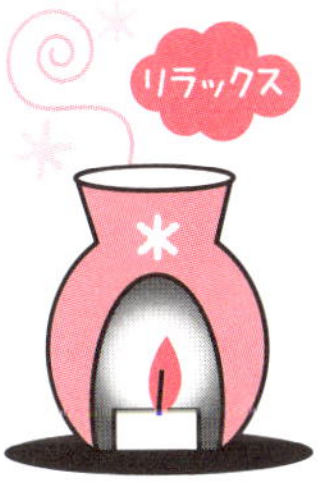

アロマテラピーで
リラックス効果を図る
（効果を知って選びましょう）

寝酒、深酒をしない

間接照明などで
適度な暗さに調整する

散歩や家事など
日中の適度な活動

体調

気分転換によるストレス解消

ストレス解消が免疫力の低下を防ぐ

ストレスは免疫力を低下させます。病気のことを忘れるというのは簡単ではありませんが、ひとときでも何かに集中することで、有意義な時間を過ごすことができ、それが毎日をポジティブに生きる原動力になることもあります。

友人とおしゃべりしたり、歌を歌ったり、テレビを見て笑ったり、気が晴れることをして、気分転換を図りましょう。

病気になると、つき合う人たちが限られてしまうことがあります。そんなときでも、病気にとらわれない時間や仲間を意識的につくることで、新たな楽しみが見つかるかもしれません。

感染予防に留意すれば買物も楽しめる

買物が趣味なら、疲れない程度に楽しんでみましょう。

最初のうちは、家の近くのお店に付添いの人といっしょに行った方がよいでしょう。混雑する時間を避け、マスクをするなど、感染予防にも留意します。

また、重い荷物は持たないように気をつけましょう。

ここが大事!!

●免疫力低下の理由

ストレスは気分を不安定にするだけでなく、自律神経のバランスを乱します。

自律神経は、心身を興奮状態にする交感神経と、リラックスさせる副交感神経からなり、このバランスが白血球の中の免疫細胞の割合に影響を及ぼします。交感神経が優位になると、体内に入ってきた細菌を退治した細胞が活性酸素を出し、これが、がん細胞の発生につながります。

免疫力低下を防ぐためには、ストレス解消が大切なのです。

■自分なりのストレス解消法を見つける■

- 買物に行く
- おしゃべりする
- 家庭菜園をする
- テレビを見て笑う
- 料理をする
- 歌を歌う

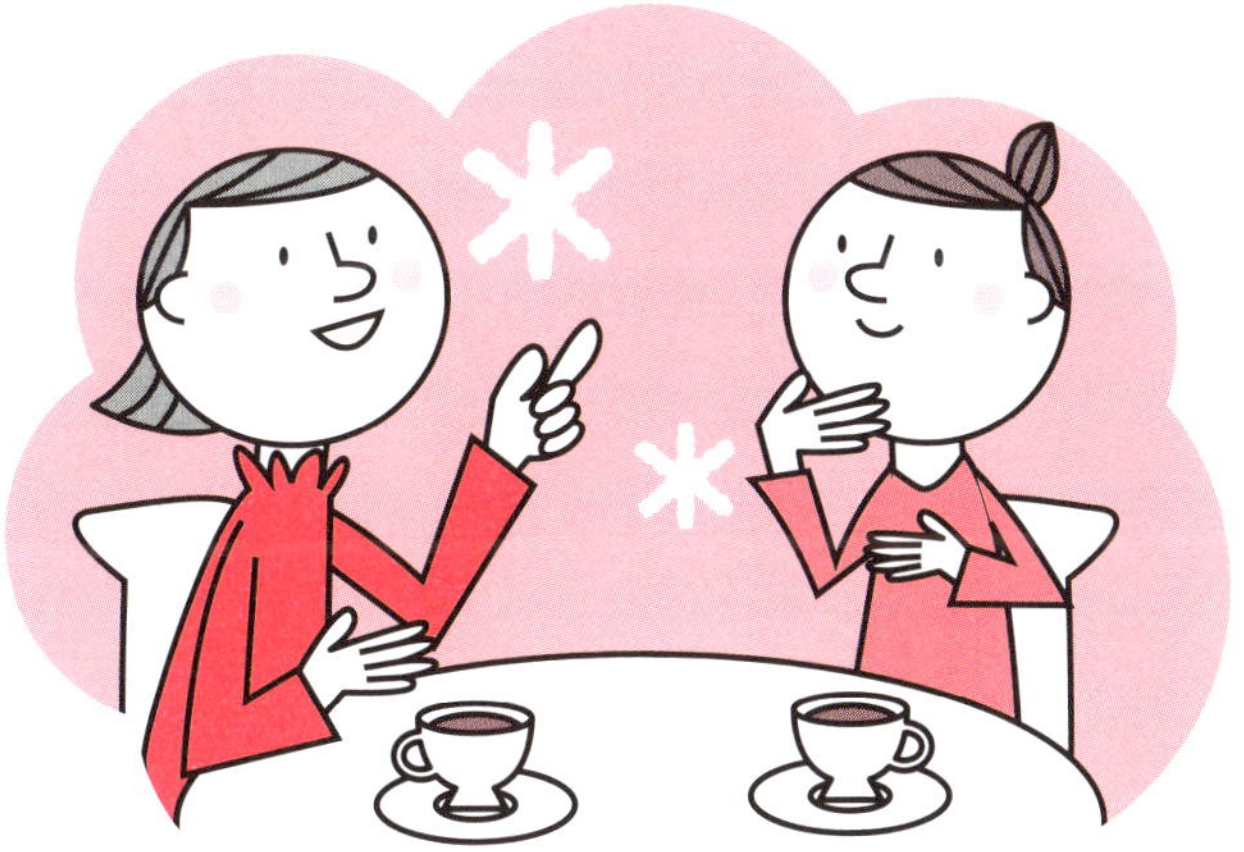

ストレス解消

||

免疫力低下を防ぐ

- ドライブする
- 絵を描く
- 簡単な習い事をはじめてみる
- 散歩をする
- 趣味をブログで公開する
- 写真を撮る

体調

運動を習慣化して体調を整える

楽しいと思える程度が体力の回復につながる

手術後、徐々に体力が戻ってきたら、適度な運動で体調管理をしましょう。

好きなスポーツがあるなら、どんなものでも構いません。無理をせず、肩や腕の状態にあわせて、軽く汗をかく程度に楽しみましょう。

これまでスポーツに興味がなかった人も、リハビリのつもりで手軽にできることから始めてみましょう。軽い運動でも、体力の回復に役立つだけでなく、自律神経のバランスを整え、血行を促進し、ストレス解消になります。

水泳やウォーキングで効果的に体調管理をする

特に、水泳は、関節に負担をかけずに筋力アップができ、マッサージ効果やリラクセーション効果があります。乳がんの患者さん専用の水着も多数販売されており、創《きず》あとやバストラインを気にせず着用できるので、気楽に運動できるでしょう。

また、水が苦手な患者さんは、ウォーキングを習慣にしてもよいでしょう。普段歩くより歩幅を広くし、早足で歩くことで効果的に有酸素運動ができます。

ここが大事!!

●水分補給と日焼け対策

運動をするときに、注意すべきポイントがあります。

はじめる前と終了後には、ストレッチをして筋肉をほぐしておきましょう。急な運動は怪我のもとです。

運動中は、水分補給を心がけましょう。喉が渇く前に、少しずつ補給しましょう。

また、屋外で運動するときは、日焼けを防ぐために、長袖の服や帽子を着用することが大切です。虫さされによる感染を防ぐために、虫除け剤も使用した方がよいでしょう。

運動で効果的に体調管理

テニス

リンパ浮腫（112ページ参照）がある場合、ラケットを振り切る動作によって、むくみが悪化することがあります。運動量を軽くしたり、両手でラケットを持つなどして、腕に負担がかからないようにしましょう。

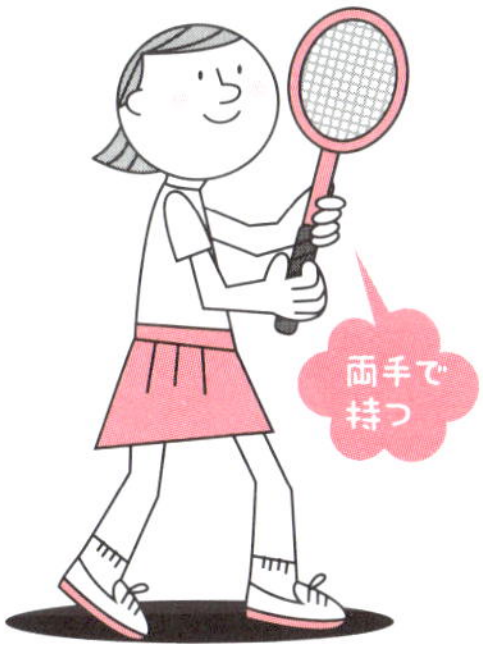
両手で
持つ

水泳

泳げなくても、ビート板を使ってバタ足をしたり、腕を大きく振って水中歩行するだけでも効果があります。水中で腕を上下させれば、肩や腕の筋力アップにもなります。

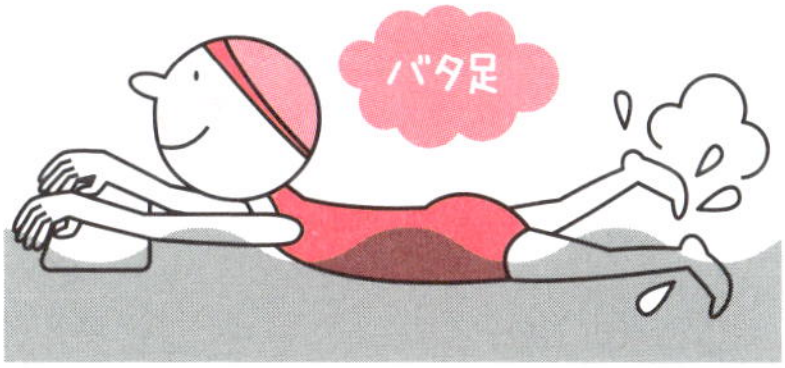
バタ足

ハイキング

重い荷物は、同行者に持ってもらうように。日焼け・虫除け対策はしっかりとしましょう。

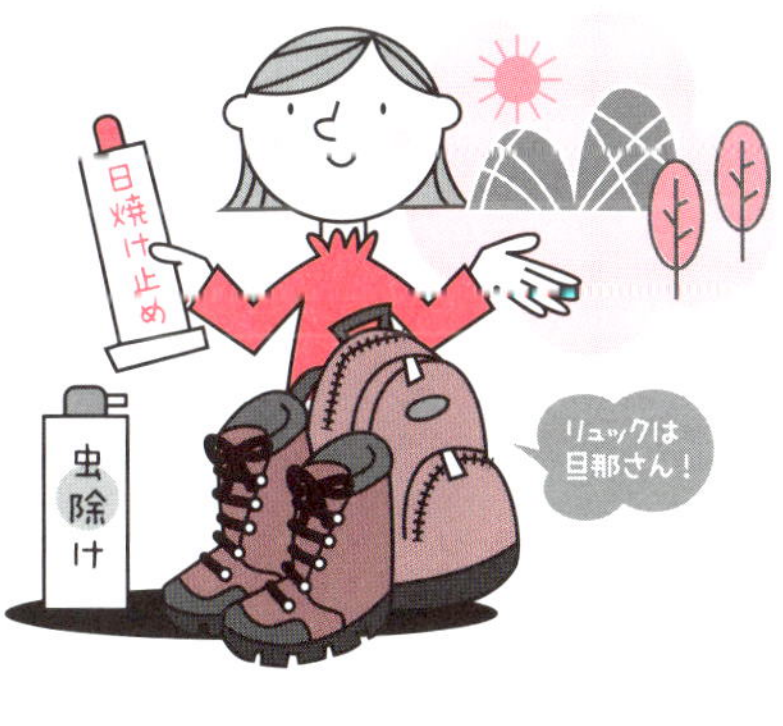
日焼け止め
虫除け
リュックは
旦那さん！

ウォーキング

背筋を伸ばし、腕を大きく振って正しい姿勢で行うことが大切。歩幅を広めにし、早足で歩くことを心がけましょう。

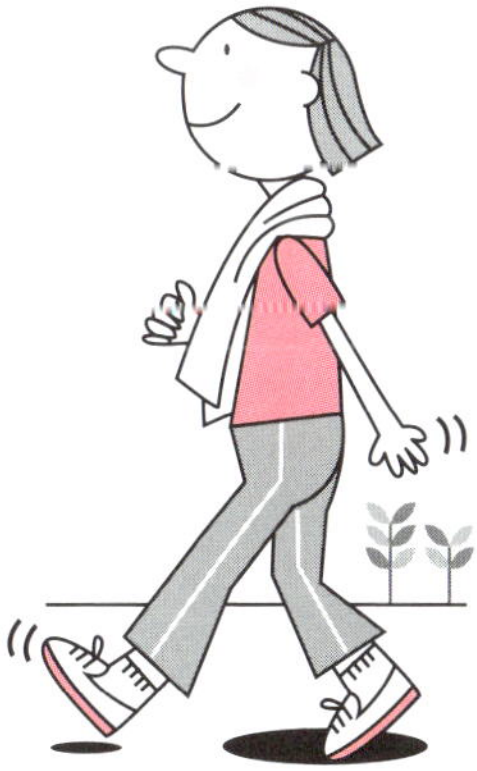

体調

入浴でリラックス

ぬるめのお湯にゆっくりつかる

入浴はリラクセーション効果が高く、気分もリフレッシュするので、上手に利用したいものです。

治療中で、まだ体力が十分回復していない場合は、ぬるめのお湯にゆっくりつかりましょう。高温での長時間の入浴は疲労を増幅させてしまいます。

お湯の温度を確かめるときは、手術をしていない側の腕を使いましょう。

手術した側の腕に創があるときは、創口をお湯につけず、シャワーでしっかり洗い流します。上がったら、消毒液や抗菌剤をつけて感染予防につとめましょう。

温泉旅行を楽しむポイント

体調が回復したら、温泉旅行も楽しめます。

ただし、1日に何度も温泉につかったり、長時間の入浴は湯あたりを起こすことがあるので注意しましょう。

近年、胸元を隠す入浴着を着たまま入浴できる温泉が各地に広がっています。創あとを気にせずに、小さな子どもとも気楽に入浴できるので、利用してみるとよいでしょう。

ここが大事!!

●入浴後にはストレッチ

入浴後は、筋肉がやわらかくなっているので、ストレッチを行うとリハビリになります。

まず、水分補給をしっかりとして、その後、肩を回したり、腕を前後左右に動かしたりしましょう。

リンパ液の流れを促進し、動きにくくなった肩にも効果があります。

また、乾燥して肌が荒れないよう、ハンドクリームなどで手先を保護することも心がけましょう。

■入浴着「バスタイムカバー」■

タオルで拭けば、上から浴衣やTシャツを着ることができるので、人目に触れず大浴場で入浴できます。

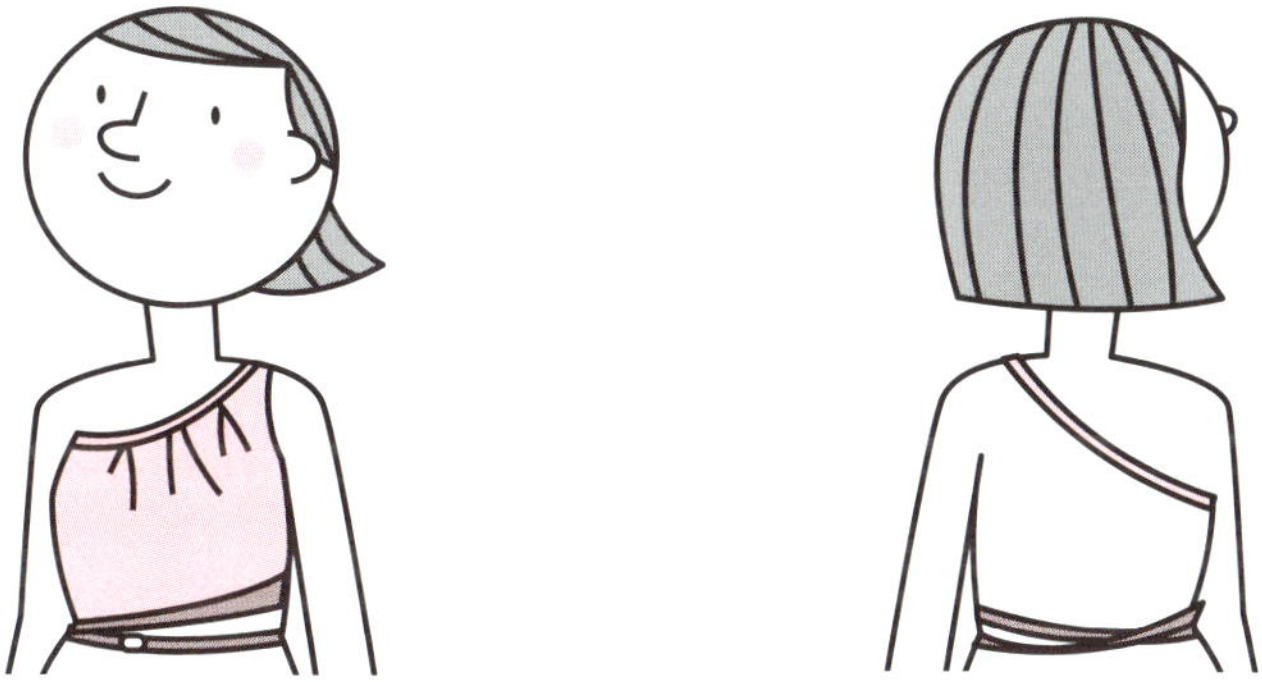

※「株式会社ブライトアイズ」HPより

■入浴着を着て入れる温泉の例■

◆旭岳温泉（北海道·ひがしかわ観光協会）
◆天人峡温泉（北海道·ひがしかわ観光協会）
◆大観荘　せなみの湯（新潟県·瀬波温泉）
◆花彩朝楽（石川県·片山津温泉）
◆昼神温泉郷（長野県）
◆志太温泉　潮生館（静岡県）
◆あわづグランドホテル（石川県·加賀温泉郷　粟津温泉）
◆遊泉　志だて（岩手県·花巻　志戸平温泉）
◆ホテル小柳（新潟県·湯田上温泉）　など

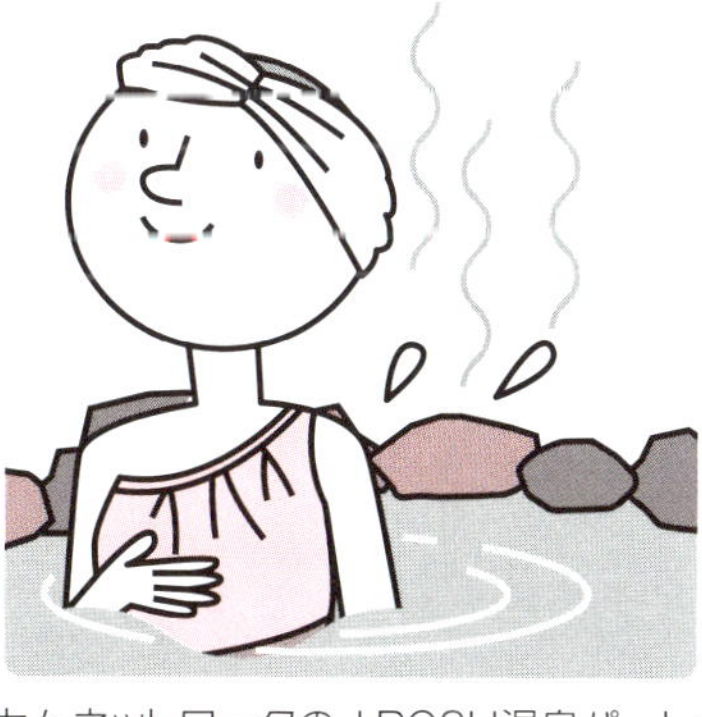

（温泉ウエルカムネットワークのJ.POSH温泉パートナーより　平成24年5月現在）

リハビリ

術後に起こりやすいリンパ浮腫《ふしゅ》とは？

リンパ浮腫の原因と発症時期

リンパ節を切除（リンパ節郭清《せつかくせい》）すると、リンパの流れが悪くなり、リンパ液が腕や手に溜まって、腕がむくんだり、しびれることがあります。この状態を「**リンパ浮腫**」と言います。

リンパ浮腫は、リンパ節郭清のほか、放射線療法や、抗がん剤の副作用でも起こることがあり、リンパ節郭清を行わなかった場合でも、まれに発症することがあります。

また、手術後3年間が発症しやすい時期であると言われていますが、10年たって発症する場合もあり、人それぞれです。

完治が難しいリンパ浮腫

リンパ浮腫の程度は、切除したリンパ節の部位や数によって異なります。

また、むくみ方も、指先からむくみ始めたり、二の腕や前腕部からむくみ始めたりと、さまざまです。

リンパ浮腫が厄介なのは、一度発症すると完治するのが難しいことです。

そのため、常に予防に努め、むくみやしびれを感じたら、早めに担当医に相談しましょう。

ここが大事!!

●蜂窩織炎《ほうかしきえん》に注意

リンパ浮腫になると、白血球の働きがにぶくなり免疫力が低下するため、わずかでも細菌が侵入すると、炎症を起こしやすくなります。この炎症を起こした状態が、蜂窩織炎です。

腕に赤い斑点ができたり、腕全体が赤くなってむくみが悪化し、高熱や痛みを伴うこともあります。

気になる症状が現われたら、すぐに医師の診察を受けましょう。

■日常生活での注意点■

手術した側の腕の創に注意

免疫力が低下しているため、傷口から細菌が侵入しないように。

・注射、点滴、血圧測定は、手術していない側の腕にする
・虫さされに注意し、さされてもひっかかない
・料理中の油はねに気をつける
・脇の下のむだ毛処理は、カミソリを使わない

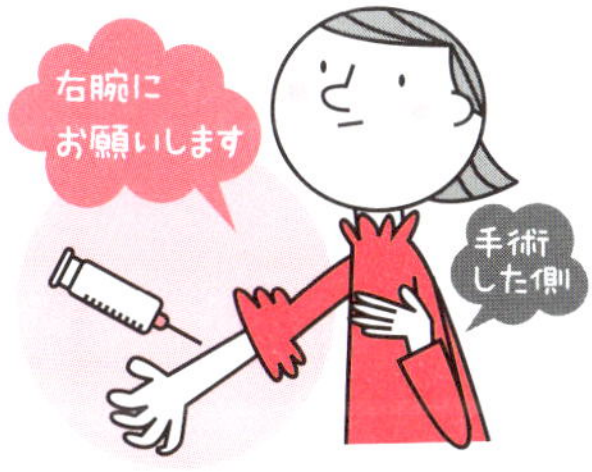
右腕に
お願いします
手術
した側

体を締めつけない

リンパ節の圧迫はむくみの原因となります。

・補正下着など締め付ける下着は着用しない
・脱いだ後、跡がつくような着衣は避ける
・きつい指輪や腕時計はしない

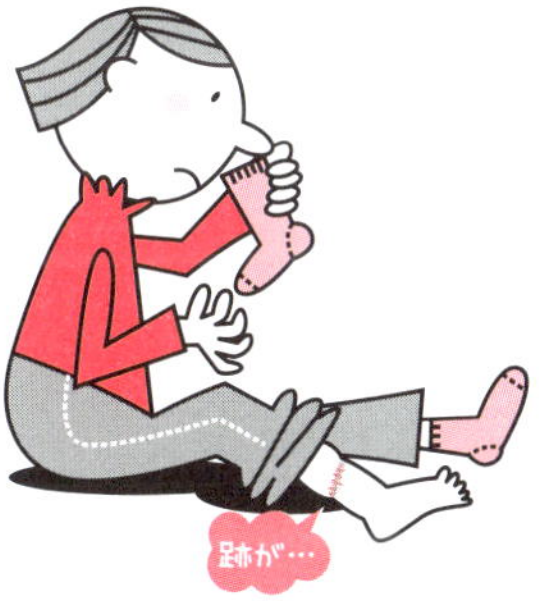
跡が…

その他の感染予防

・土いじりをする時は、手袋をする
・爪のささくれや甘皮は剥かない
・腕のむだ毛処理、脱毛、脱色はなるべくしない
・水虫、皮膚炎、あせもに注意する
・ハンドクリームで乾燥を防ぐ

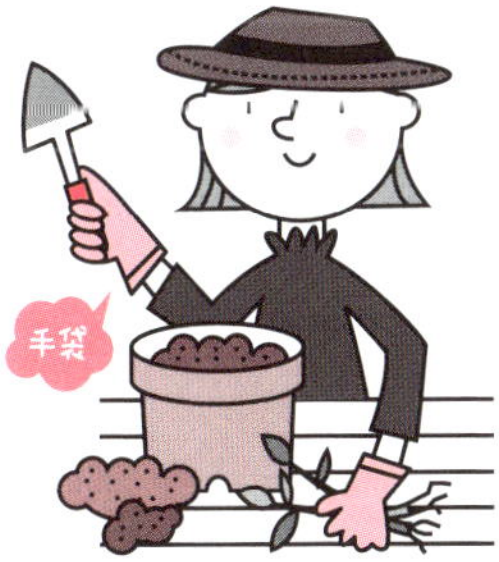
手袋

肥満に注意

脂肪が増えると、リンパ節を圧迫し、むくみやすくなります。

・適度な運動と適切な食事で体重管理をする

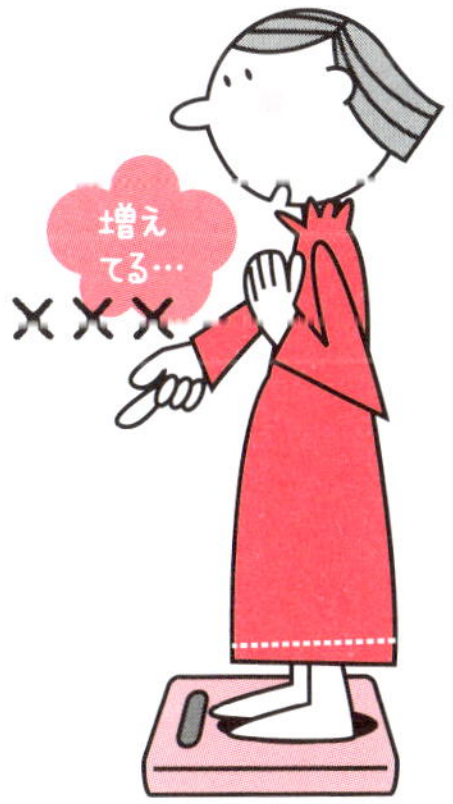
増え
てる…

リンパ浮腫の予防と治療のためのリハビリ

手術後のリハビリの目的

手術後のリハビリは、手術後の皮膚のつれから肩や脇の関節が動きにくくなることを防ぐと同時に、リンパ浮腫の予防を目的に行います。リンパの流れを滞らせないために、毎日指やひじを曲げ伸ばす運動しましょう。

また、マッサージも効果があります。溜まっているリンパ液を手術していない側のリンパ節へ誘導することで、リンパを流れやすくします（116ページ参照）。マッサージが上手にできない場合は、圧迫療法を試してみましょう。これは、弾性包帯や弾性スリーブを着用する方法で、リンパの漏れ出しを防いだり、リンパ管の機能改善にもつながるとされています。

感染症予防にも留意する

リンパ節郭清によってリンパの流れが悪くなると、免疫力が低下します。

機能回復のための運動やマッサージなどを行ういっぽうで、日常生活での感染症予防にも注意しましょう（113ページ参照）。ストレスや疲労、寝不足など、体力低下につながることも避けましょう。

ここが大事!!

●腕まわりの測定を習慣づける

指やひじの曲げ伸ばしなど軽い動きであれば、術後3日めくらいから始められます。

リハビリの経過や病状を把握するためにも、定期的に腕まわりを測定しましょう。わきの下、ひじ上10㎝、ひじ下5㎝、手首、手の甲を、決まった時間に測り、創や赤み、熱がないかなど、皮膚の状態も観察します。リンパ浮腫は、むくんでいても痛みがありません。手や腕に違和感を感じたら、すぐに診察を受けましょう。

■手術後のリハビリ運動■

指の曲げ伸ばし

- 親指から小指へ、１本ずつ曲げる
- 全て曲げたら、小指から１本ずつ開く

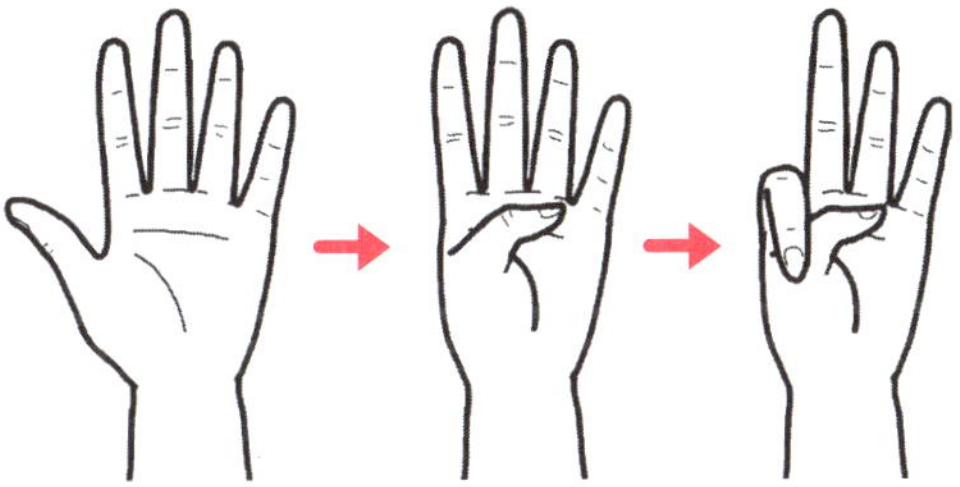

ひじの曲げ伸ばし

- 腕を体のわきにまっすぐ伸ばし、ひじを90度曲げる
- 曲げた腕を、元に戻す
- 横になったままでもできる

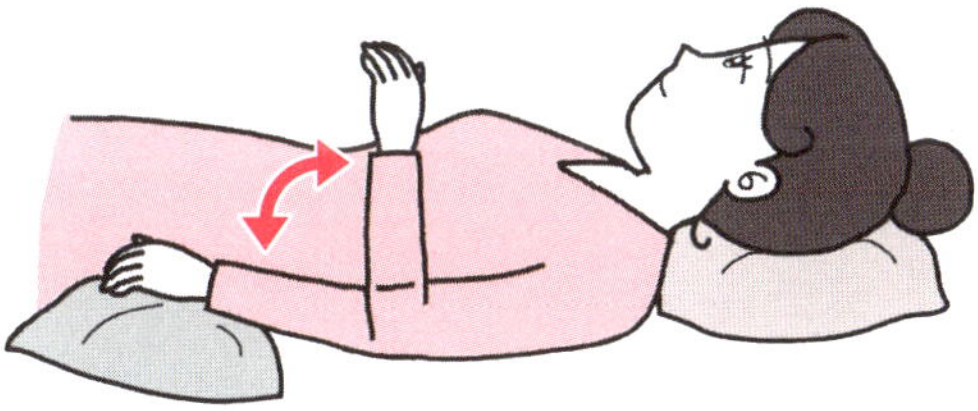

腕の上げ下げ

- 手術した側の腕を前に伸ばし、そのまま真上に上げる
- 一度下げて、肩のラインまで真横に上げる

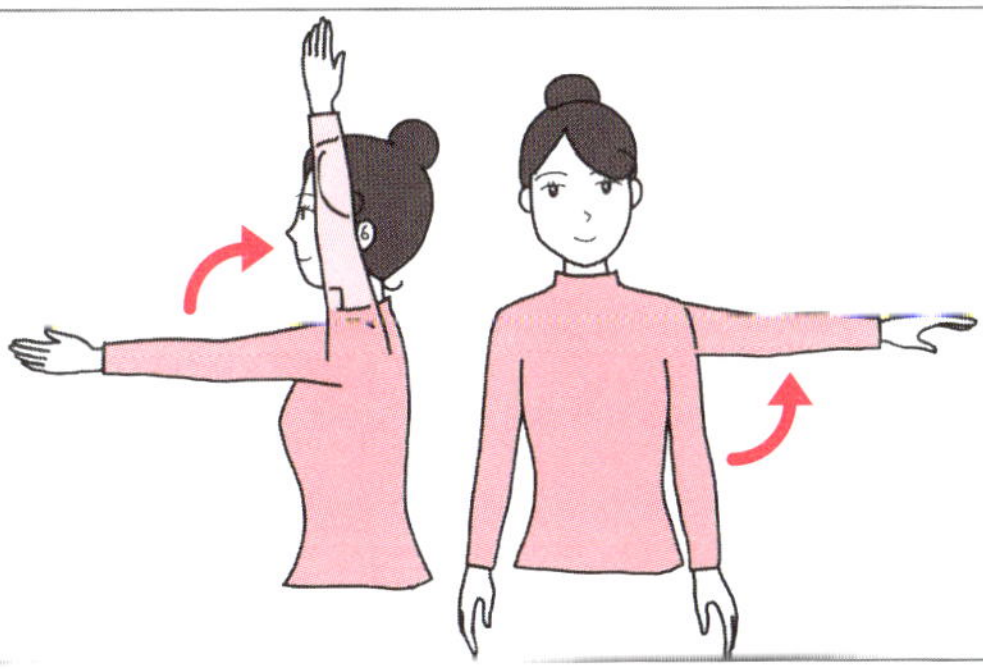

肩の上げ下げ

- 両肩の力を抜いて、上下させる

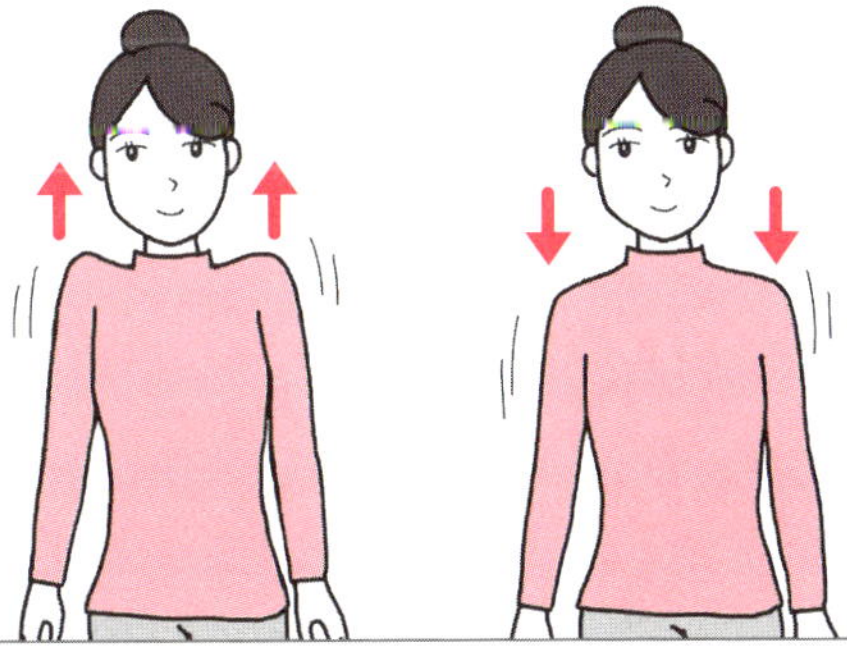

■セルフリンパドレナージの方法■

リンパドレナージは、もむのではなく、手のひらで小さく円を描きながらさするようなイメージで行います。

それぞれの動きを20～30回程度、朝・昼・晩に行うと効果的です。

1 手術をしていない側のわきの下をマッサージする

2 前胸部を3等分し、まず、手術をしていない側3分の1を、手術していないリンパ節に向かってマッサージ。次に真ん中の3分の1、最後に残りの3分の1を、それぞれ手術していない側に向かってマッサージする

3 手術した側のそけい部をマッサージする

4 胸からそけい部を3等分し、まず、そけい部に近い側の3分の1を、そけい部に向かってマッサージ。次に、真ん中の3分の1、残りの3分の1を、それぞれそけい部に向かってマッサージする

5 手術したほうの肩、上腕部、肘の順に、内側から外側へ、肩に向かってマッサージする

6 手術したほうのひじ、前腕、手首の順に、内側から外側へ、ひじに向かってマッサージ

7 手術したほうの手の甲を円を描くようにマッサージ

8 手術したほうの指を、それぞれ指先、関節、指の付け根の順に、手の甲に向かってマッサージする

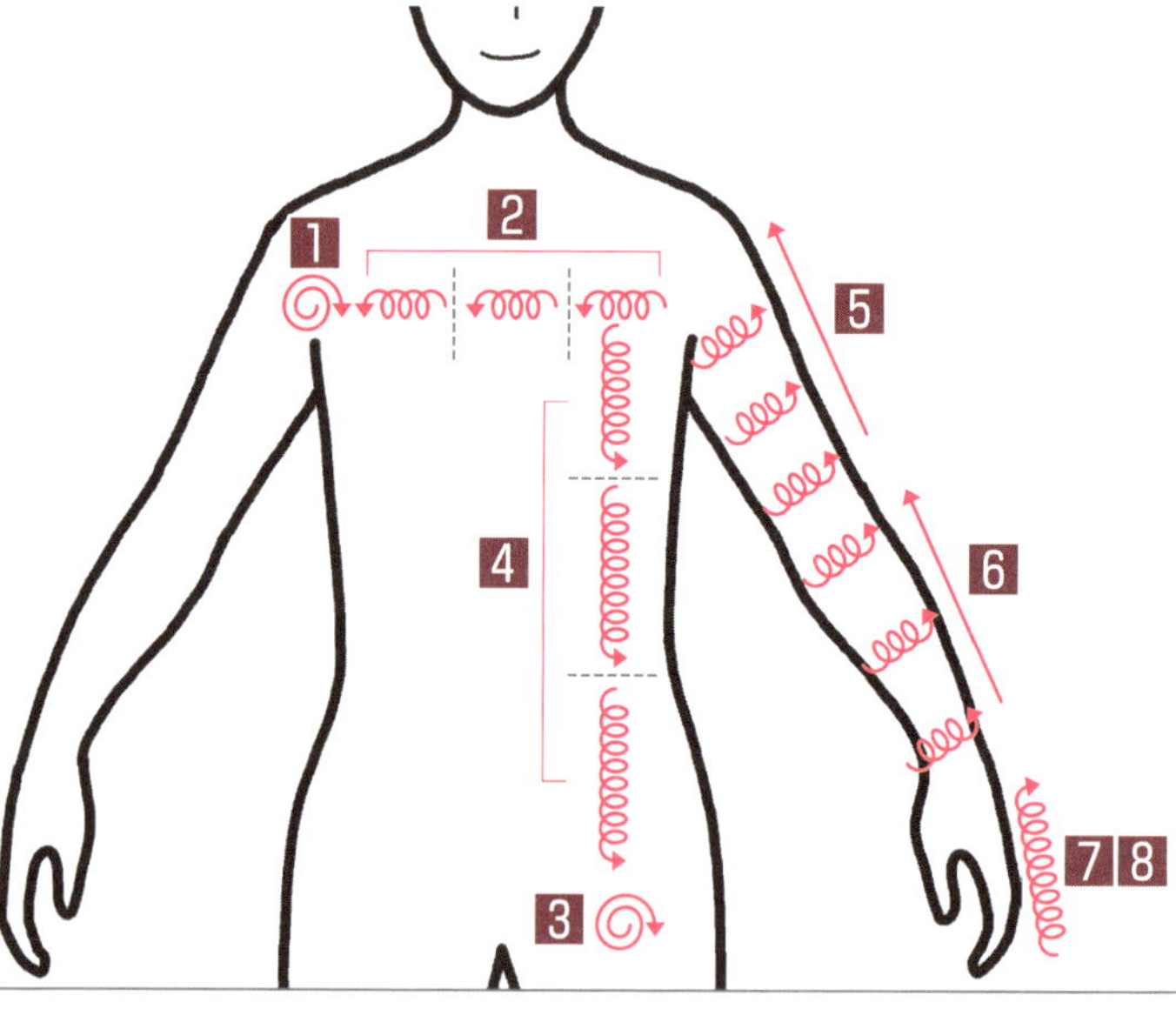

■治療のための圧迫療法■

圧迫療法は、弾性包帯や弾性スリーブの着用によって行います。着用した状態で運動療法を行うとさらにリハビリ効果があり、飛行機の中など気圧の変化でむくみやすい場合もむくみ防止になります。弾性着衣は健康保険が適用されます。担当医に指示書をもらって購入しましょう。

さまざまな種類の弾性着衣

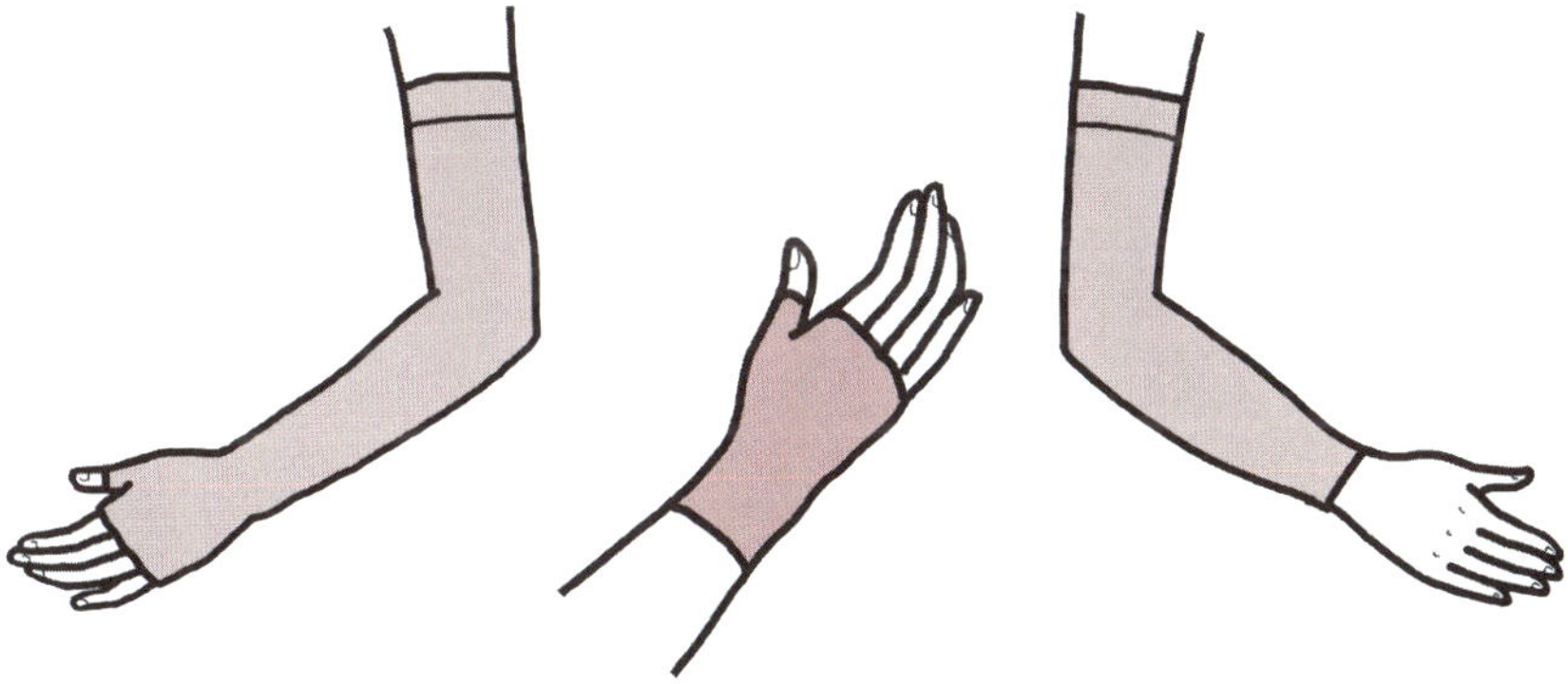

■リンパの流れを促す工夫■

就寝時は手術をした腕の下に枕を入れ、心臓より高く上げておく

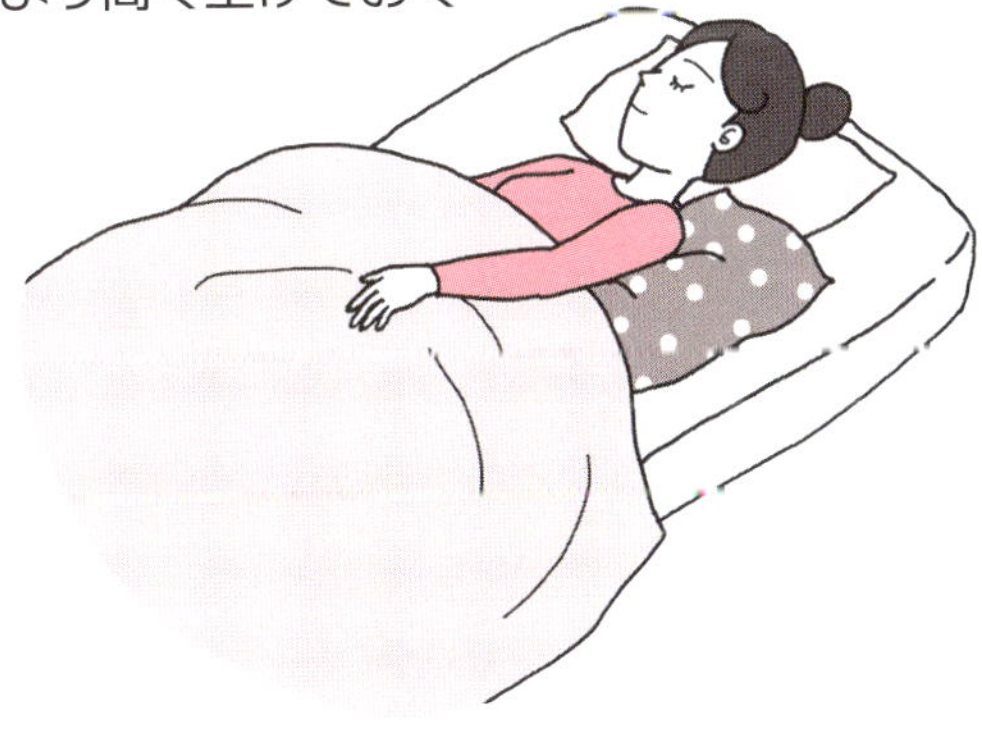

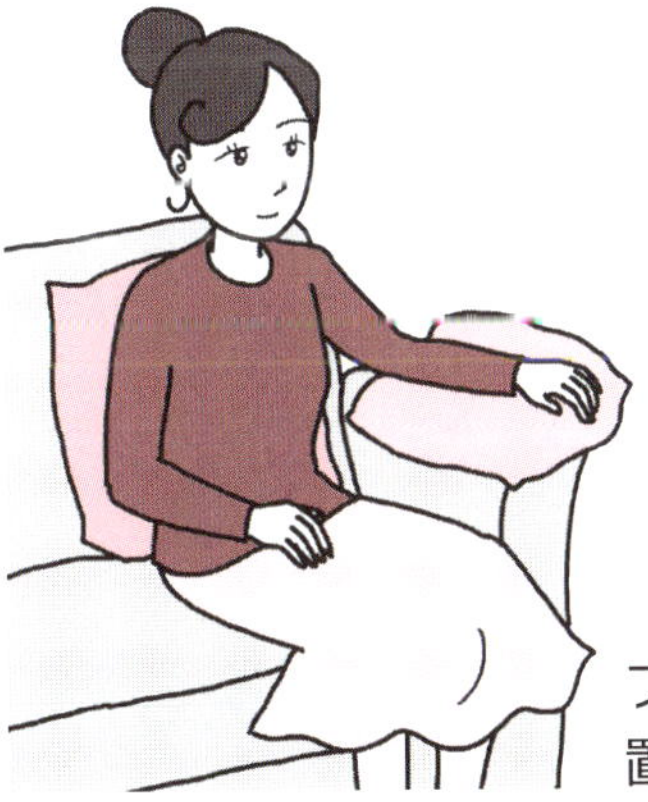

座るときは、ひじ掛け付きの椅子やソファーを使用し、肘掛けの上にクッションを置いて、その上に手術した側の腕を載せる

食事

退院後の食事のとり方

規則正しい食生活とバランスのとれた食事

乳がんのリスク要因の1つに、脂肪をとりすぎる欧米型の食生活による肥満があると言われています。退院後は、これまでの食生活を見直し、体に良い食事を心がけましょう。

その基本となるのが、規則正しい食事です。1日3食、毎日決まった時間に、適切な量をバランス良く食べることが大切です。肥満の予防や解消のためだからといって過度な食事制限をしたり、果物や野菜だけしか食べないなどという偏った食事のとり方は、かえって体調を崩すもとになります。

主食、主菜、副菜、汁物をきちんととり、必要な栄養素を食事から摂取するようにしましょう。

アルコールは適量にたばこはやめる

乳がん発生のリスクを高めるアルコールはできるだけひかえましょう。それでも飲みたい場合は適量を少しずつ楽しみましょう。週に2日は飲まない日を設けることも大切です。

また、たばこには発がん性物質が含まれています。患者さん本人だけでなく、家族も禁煙しましょう。

ここが大事!!

●健康食品の活用

闘病生活をするまで、食事で摂取できない栄養素を健康食品で補おうとしてきた患者さんも多いと思います。

しかし、規則正しい食事をすれば、必要な栄養素は十分摂取できます。むしろ、特定の成分だけを必要以上に摂取する心配がないとも考えられます。ただし、食欲がないときは高カロリーなゼリーなどを摂取する方法もあります。サプリメントは頼りきるのではなく上手に活用することが大事です。

■食事のときに気をつけたいポイント■

コーヒーなどカフェインの多い
食品をとりすぎない

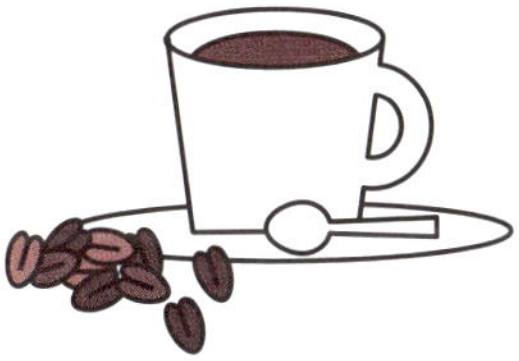

感染予防のため、
加熱処理された食事をとる

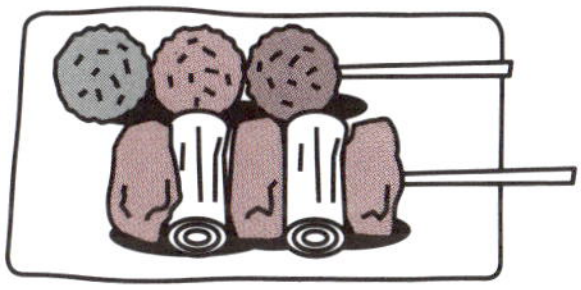

食品添加物の入った加工食品は
なるべくひかえる

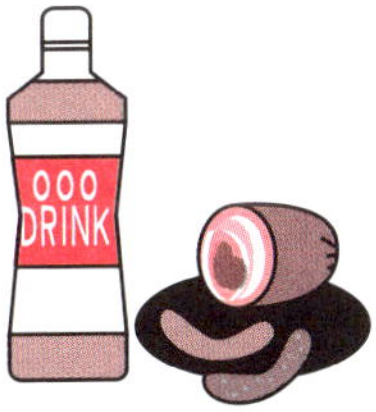

熱い食べ物や飲み物は
冷ましてから食べる

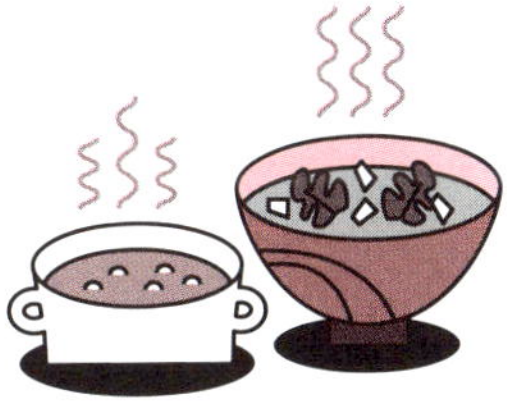

できるだけ精製度の低い
砂糖や小麦粉を使用する

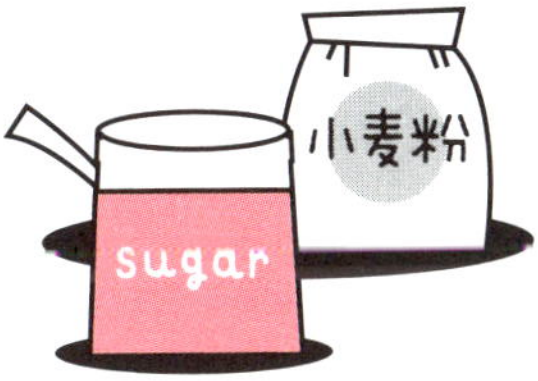

唐辛子などの刺激物は
とりすぎない

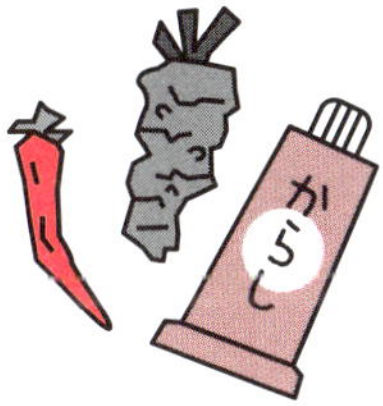

■アルコールの適正量■

アルコールはできるだけひかえたほうが良いのですが、どうしても飲みたい場合は適正量（純アルコール量で1日約20g）を超えないようにしましょう。

ビール	500mℓ（中びん1本）
清酒	180mℓ（1合）
焼酎（25度）	120mℓ（コップ7分目）
ワイン（赤・白）	180mℓ（グラス1.5杯）
ウイスキー	60mℓ（ダブル1杯）
ブランデー	60mℓ（ダブル1杯）

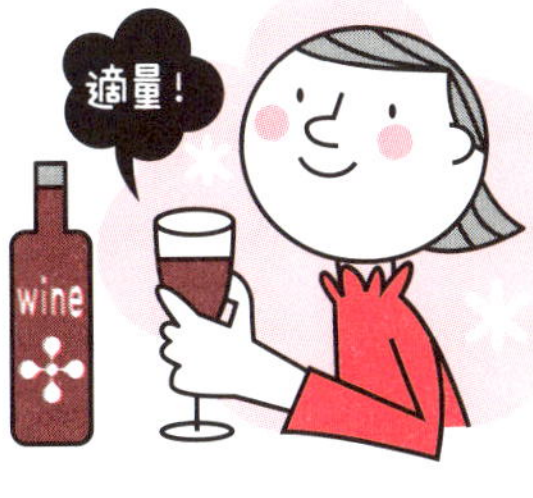

食事

再発のリスクを軽減する7つのポイント

1日のエネルギー所要量をめやすにした食事

肥満はがんのリスク要因ですが、体型がやせているからといって、必ずしも肥満でないとは言い切れません。

肥満とは、体脂肪が必要以上に多い状態をさします。肥満かどうかの目安は、体重と身長によって計算するBMIの値でわかります。

BMIが標準より大きい場合は、1日のエネルギー所要量と照らし合わせて、食事量を調節しましょう。ただし、食事を減らしすぎて必要な栄養素が不足しないように注意しましょう。

上手な食事療法で再発リスクを軽減する

食事のエネルギー量のほか、次のポイントに注意すると、がん再発のリスクが軽減すると言われています。

①**食べ過ぎない**
②**脂肪をとりすぎない**
③**塩分をとりすぎない**
④**良質なたんぱく質を摂取する**
⑤**食物繊維をとる**
⑥**食品の焦げ、カビに注意する**
⑦**抗酸化ビタミン（ビタミンA、C、E）を摂取する**

（122～123ページ参照）

ここが大事!!

●適量の脂肪は必要

脂肪をとりすぎるとがんの再発リスクが高まりますが、適量の脂質は摂取しましょう。脂肪は人体に必要な栄養素で、特に、体内で合成できない必須脂肪酸は食物から摂取しなければなりません。また、ビタミンAやEの吸収率を高めるためにも必要です。

しかし、良質なたんぱく質を有する魚でも、その脂肪は酸化しやすく、これががんの発症を促進するといわれています。脂質を含む食品は酸化させないことが大切です。

■ BMIの求め方 ■

BMI ＝ 体重（kg）÷ 身長（m）÷ 身長（m）

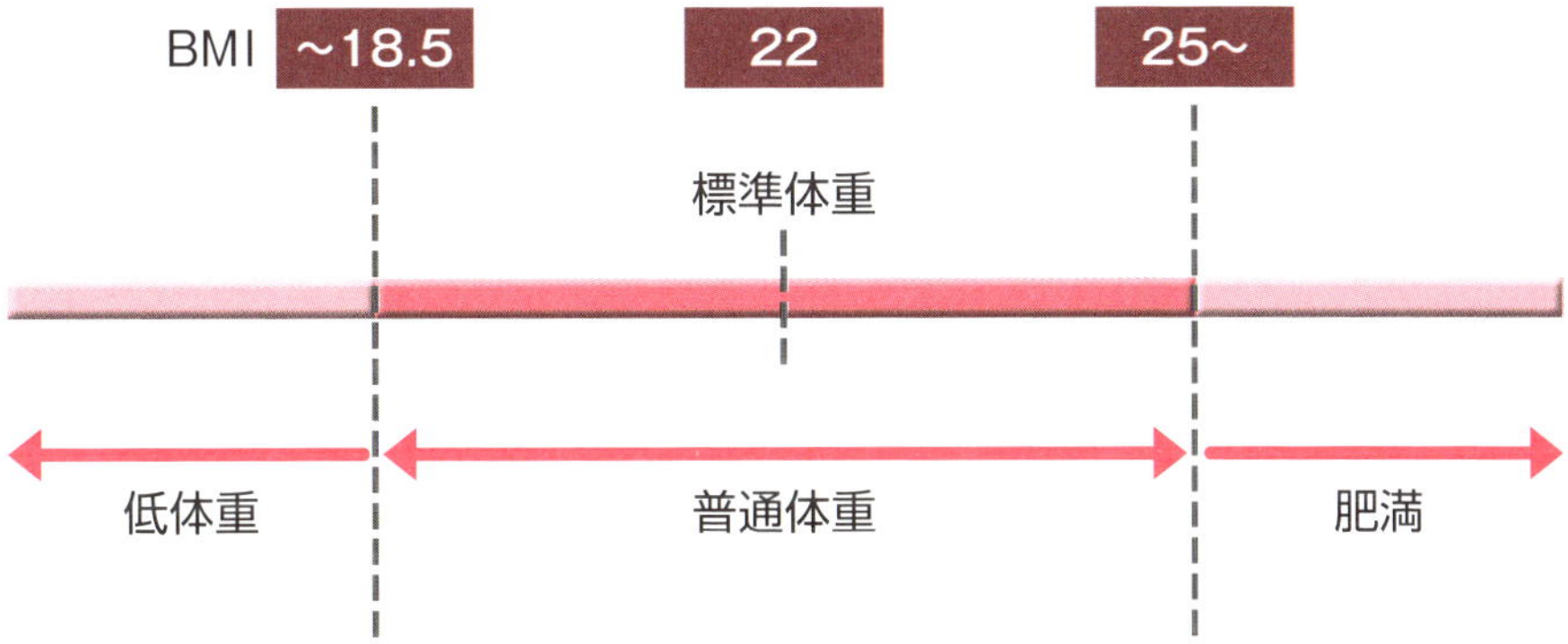

（日本肥満学会　策定）

■ 女性の1日のエネルギー所要量（kcal/日）■

毎食のエネルギー量を考えて食べるのは、最初は面倒かもしれませんが、慣れてくれば適量のめやすがわかるようになります。食事の内容や量とBMIの変化を記録することで、達成感や張り合いがでるので習慣にしましょう。

身体活動レベル		Ⅰ	Ⅱ	Ⅲ
年齢（歳）	18~29	1,700	1,950	2,250
	30~49	1,750	2,000	2,300
	50~69	1,650	1,950	2,200

●身体活動レベル

Ⅰ（低い）　生活の大部分が座位で、静的な活動が中心の場合

Ⅱ（ふつう）　座位中心の仕事だが、職場内での移動や立位での作業、あるいは通勤・買物・家事・軽いスポーツを含む場合

Ⅲ（高い）　移動や立位の多い仕事、あるいはスポーツなど活発な運動習慣をもっている場合

厚生労働省「日本人の食事摂取基準」（2010年版）より

■再発リスクを軽減する食事のポイント■

①食べ過ぎない

・早食いや、アルコールを飲みながらダラダラと食べ続けない
・ひと口30回以上噛んで食べる
・ご飯はかために炊く
・間食や夜食はなるべくひかえる
・甘味が食べたいときは、洋菓子より和菓子にする

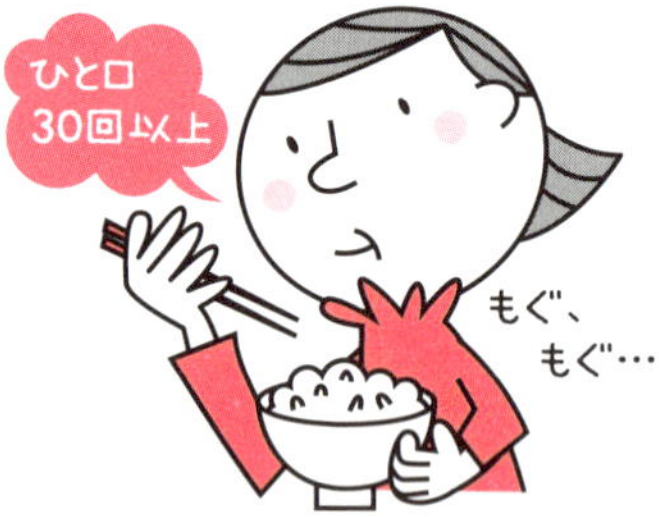

②脂肪をとりすぎない

・調理で使う油は、大さじ1～2杯程度にする
・調理中に出た油はまめに拭き取る
・揚げ物や炒め物は頻度を少なく
・肉類は脂身を取り除く
・ドレッシングはノンオイルにする
・植物油は冷暗所に保管して酸化を防ぐ

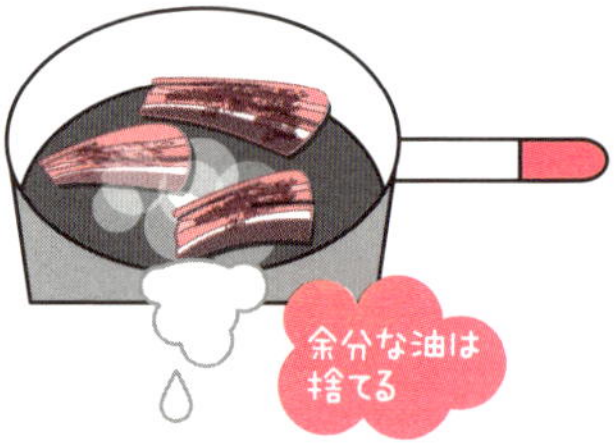

③塩分をとりすぎない

・塩分の摂取量は1日8～10ｇをめやすにする
・柑橘類の酸味を調味料に活かして塩分を抑える
・だしやうま味の出る食材を使って薄味にする
・干物よりも生魚の塩焼きにする

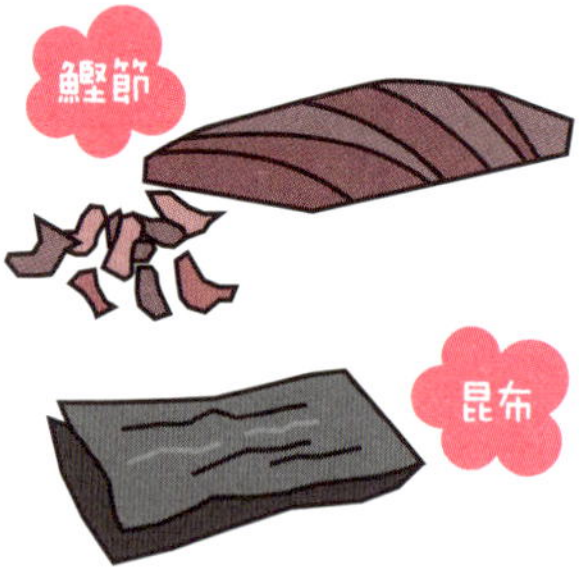

④良質なたんぱく質を摂取する

・大豆や大豆製品を積極的に食べる
・卵は毎日食べても良い食材
・肉よりは魚を食べる
・肉を食べる時は、赤身の肉を湯がいたり、直火で焼いたりして油を落として食べる
・魚は低脂肪の白身魚を選ぶ

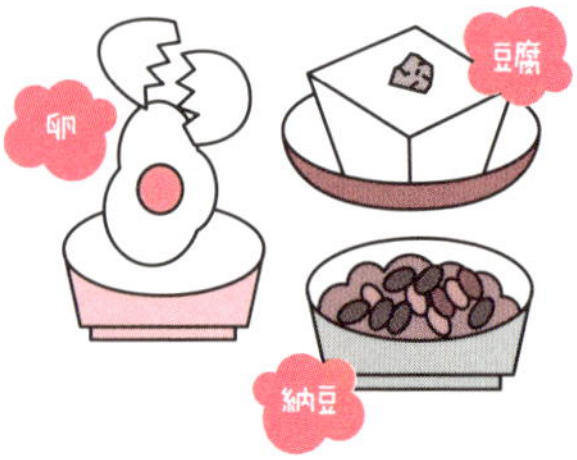

⑤食物繊維をとる

・食物繊維は1日20～25ｇを目標に摂取する
・野菜、いも類、果物、海藻、きのこ類を毎日食べる
・緑黄色野菜は、1日120ｇ以上摂る
・りんごはノーワックスのものをよく洗って皮のまま食べる

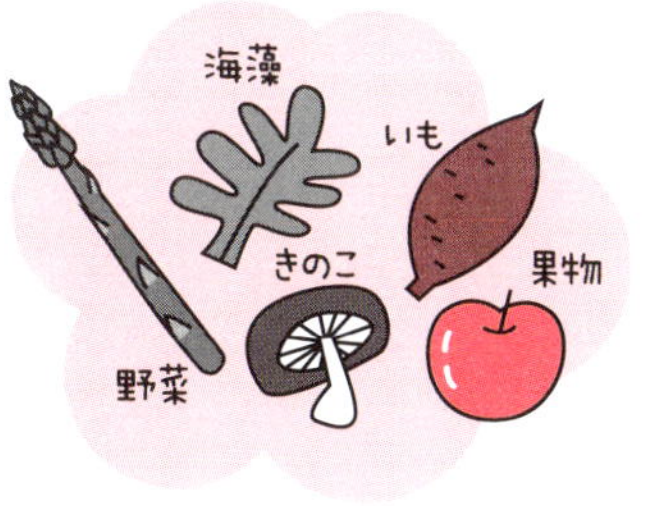

⑥食品の焦げ・カビに注意する

・肉や魚の焦げた部分は発がん性物質に変化する。電子レンジやオーブンで加熱するか、湯引きをして油を落としてから調理する。焦げてしまった場合は、取り除く
・カビが生えた食品は、絶対に食べない

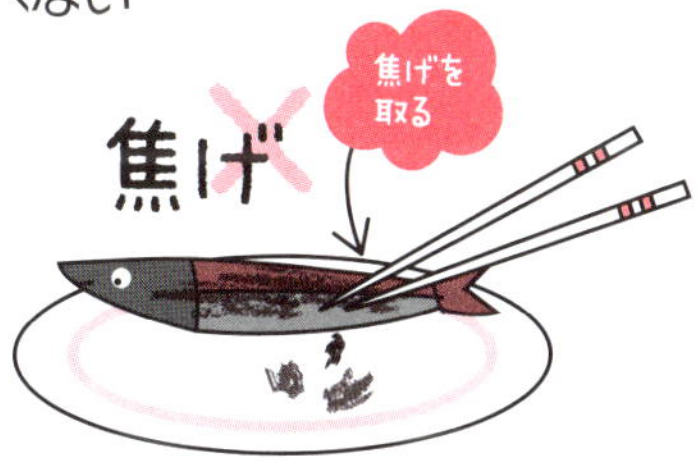

⑦抗酸化ビタミン(ビタミンA・C・E)を摂取する

・ビタミンAは、βカロテンが体内で消化・吸収されるときに変換される栄養素で、緑黄色野菜に多く含まれる。油といっしょに調理すると吸収率が高い

・ビタミンCは、水に流れ出やすく熱に弱い。果物をジュースにしたり、野菜スープにすれば、栄養素の損失が少ない。熱を加える場合は、熱湯より電子レンジで加熱する

・ビタミンEは、ナッツ類や緑黄色野菜、魚などに含まれる。油といっしょに調理すると吸収率が高い

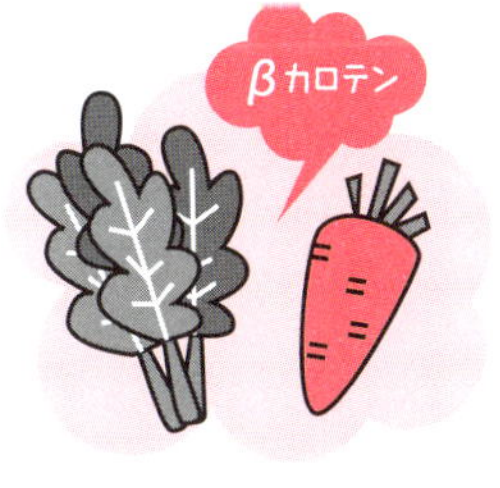

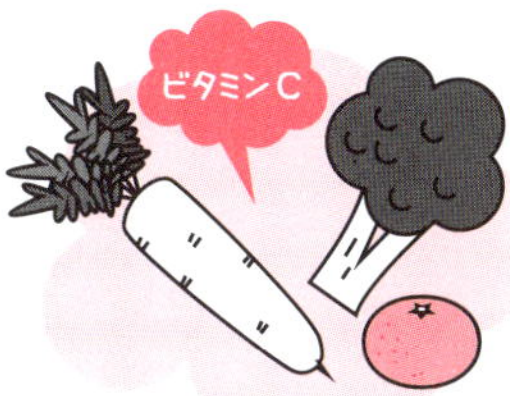

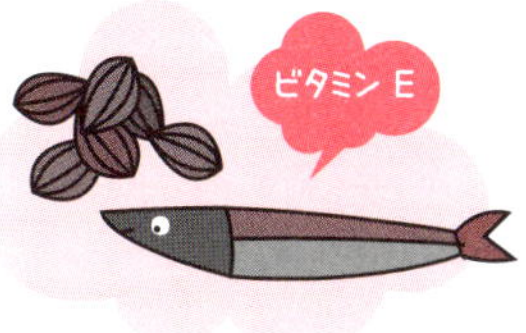

神経質にならずおいしく食べる

食事が楽しくなるように工夫する

規則正しい食事は、術後の体力回復や再発リスクの軽減のためにとても大切です。

しかし、細かなことにまで注意をはらうあまり、気疲れしてしまったり、食事が苦痛になってしまうのでは逆効果です。

また、治療の内容や状況によっては、食欲が低下することもあります。そのような場合は、食べられるものから少しずつ食べ、食事が楽しみになるよう工夫してみましょう。

調理が面倒な時は手抜き料理でもかまわない

抗がん剤治療や放射線療法などで食欲がなくなっても、副作用の強い時期を過ぎれば、徐々に食欲はもどってきます。吐き気や嘔吐があるときは、調理法を工夫することで食べられることもありますが、それでもだめな場合は担当医に相談しましょう。

また、調理をしている間に食欲がなくなったり、キッチンに立つ気力がないときは、手をかけずに簡単に食べられるものでも良いので、できるだけ食物から栄養をとるようにしましょう。

ここが大事!!

●副作用があるときの食事

抗がん剤治療を行うと、吐き気、嘔吐、食欲不振などの副作用があります。

食欲不振を増幅するのが食べ物の匂いです。健康なときは食欲をそそる匂いでも、不快に感じることが多くなるので、冷ましてから食卓に出したほうがよいでしょう。

味覚や嗅覚が変化し、塩味や醤油味を苦く感じたり、金属のような味に感じることもあります。また、味が感じられない場合は、濃さを調節しながら味付けしましょう。

食欲がないときの工夫

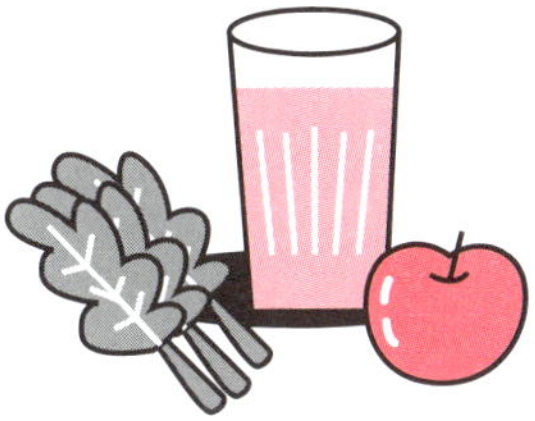

冷たい野菜ジュースや果汁を
摂取する

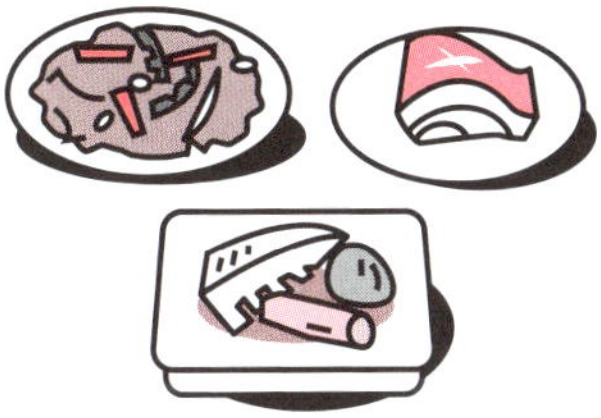

1回の食事の量を減らし
食べられるものから少しずつ食べる

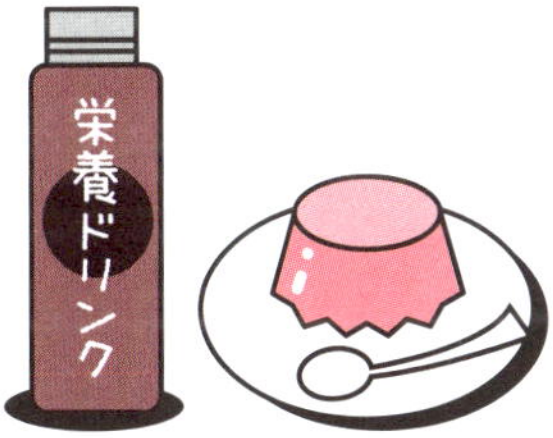

高カロリーなドリンクやゼリーなどの
栄養補助食品を摂取する

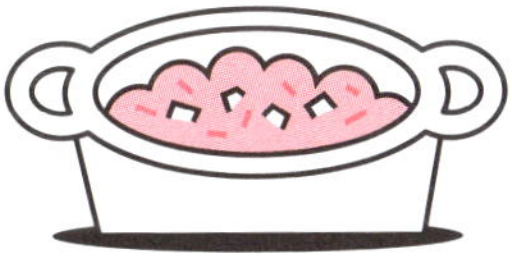

吐き気がひどいときは
匂いが気にならないよう
料理を冷まして食べる

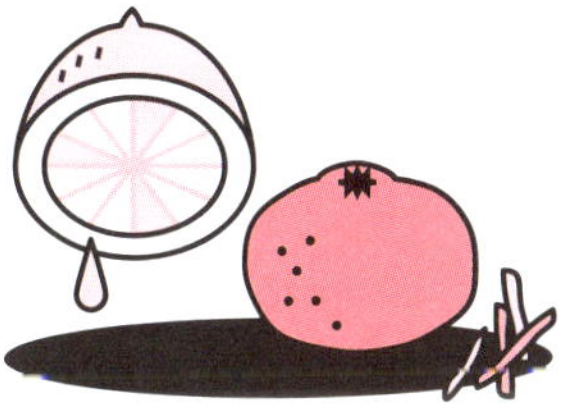

柑橘類などの酸味を
味付けに加える

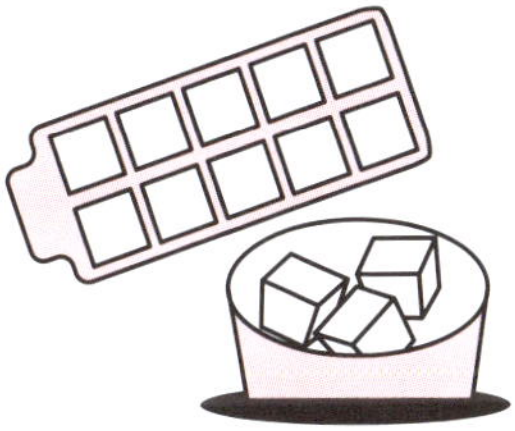

氷のかけらを口に含み
吐き気がおさまってから食べる

手間をかけない調理の工夫

・包丁やまな板を使わずに調理できる
　食材を選ぶ

・下ごしらえができている冷凍食品
　や、缶詰を利用する

・火を使わずに、電子レンジやオーブ
　ントースターで加熱する

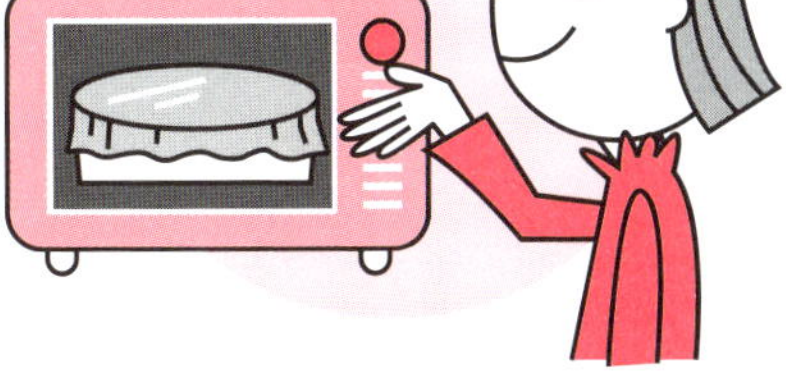

療養中の生活

仕事を辞めるとつらくなることが多い

治療計画に合わせて社会復帰を視野に入れる

退院後、自宅での療養生活を続けていると、毎日病気のことばかり考えてしまい気が滅入るものです。とくに、それまで仕事をしていた人は、社会の一員としてのよりどころを1つ失ってしまったようで、張り合いがないと感じてしまうこともあります。

乳がんの場合、診断が下された段階で、ある程度の治療計画が予測できます。社会復帰に向けてのプランも立てやすく、目標をもつことでリハビリにも積極的に取り組めるようになるので、仕事を辞めるという決断を、すぐにする必要はないでしょう。

上司や産業医に相談し適切な環境で働く

はじめのうちは、通勤ラッシュを避けたり、休憩時間をこまめにとるなど、体に負担がかからないよう注意しましょう。リンパ浮腫防止のために、重い荷物を持たないことも大切です。

特別な待遇を心苦しいと感じるかもしれませんが、入院前に復帰のプランを上司に相談してみましょう。産業医のいる会社なら、作業環境についての指導や助言も得られるでしょう。

ここが大事!!

●地域産業保健センターの活用

勤務先に産業医がいない場合は、地域産業保健センターに相談しましょう。従業員50人未満で、専門の医師がいない企業で働く人や事業主を対象とし、仕事をしながらの健康管理や作業環境などについて指導してくれます。

また、病院の医療ソーシャルワーカーは、社会福祉の専門職として、患者さんの職場と復帰のための調整を行ったり、復帰の障害となる問題解決の援助をしています。

■社会復帰のためのポイント■

①事前に社会復帰に向けてのプランを立てる

治療に入る前に上司や産業医に相談し、おおよその復帰プランを立てましょう。

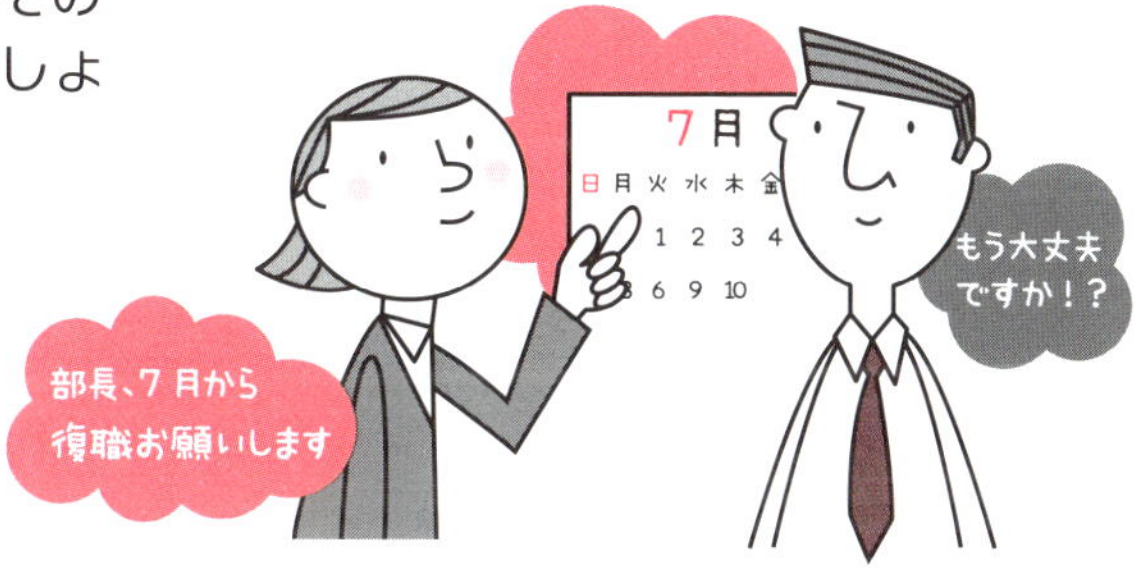
7月
日 月 火 水 木 金
1 2 3 4
もう大丈夫ですか！？
部長、7月から
復職お願いします

②体に負担のない作業環境を整える

無理をして体調を崩さないよう、作業環境についても相談しましょう。次第に体を慣らしていくことが大事です。

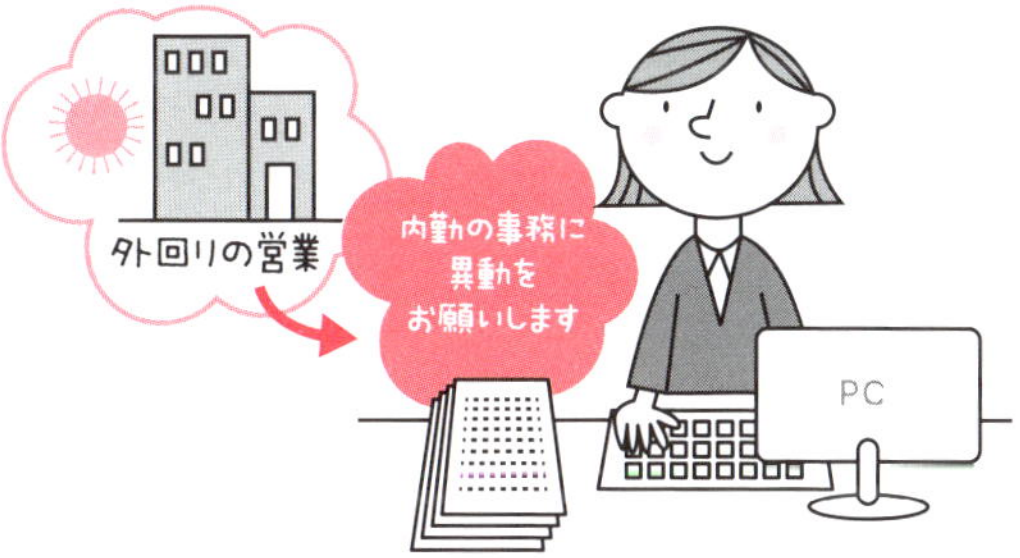
外回りの営業
内勤の事務に
異動を
お願いします
PC

③ストレスをためない

ストレスは免疫力低下のもと。仕事と休養のバランスを上手にとり、ストレス解消を図りましょう。

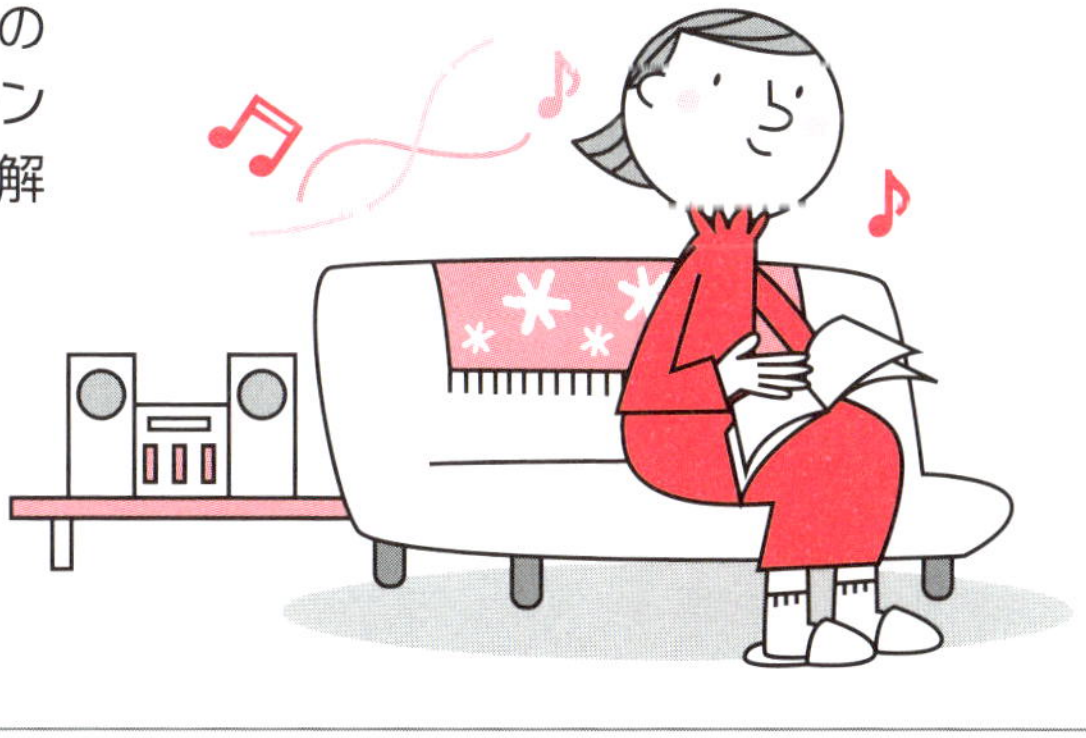

性生活での注意したいこと

性行為や妊娠は再発の原因にはならない

乳がんが女性ホルモンに関連する病気だからといって、性行為や妊娠によって再発のリスクが高まったり、がんが悪化することはありません。抗がん剤治療は、薬の使用期間にもよりますが、手術後数カ月の期間が必要とされています。40歳以上の患者さんの場合、薬物治療の途中で月経が止まると、そのまま閉経することもあります。

いずれにしても妊娠を希望する場合は、医師や看護師に相談しましょう。

治療中の性行為はコンドームで避妊する

治療中の性生活に制限はありませんが、妊娠すると胎児への影響を考え、治療を中断しなければなりません。

生理が止まっていても排卵があることもあり、また、ピルは乳がんの進行を早めることがあるため、必ずコンドームによる避妊を行いましょう。

また、ホルモン療法や抗がん剤治療によって、膣の乾燥や膣粘膜の萎縮が起こる場合もあります。ゼリーなどで潤いを与えて性交痛を改善するよう、パートナーと話し合ってみましょう。

ここが大事!!

●ひとりで悩まない

性生活での大きな障害は、肉体的なことよりも精神面にあるといえるでしょう。

患者さんは、乳房を失ったことで女性としてみてもらえないのではないかという不安をもち、パートナーは、触れると嫌がるのではないかと心配する。こうした思いの行き違いを解消するためにも、術後早いうちに話し合うことが大切です。

もし、言い出しにくいようならカウンセラーや患者の会の経験者に相談してみましょう。

性生活での注意

①治療中は避妊しましょう

・ホルモン療法や抗がん剤治療をしている場合、妊娠すると、治療を中断しなければなりません。
・治療の影響で生理が止まっていても、排卵があることもあります。
・ピルは乳がんの進行を早めることがあるため、必ずコンドームで避妊しましょう。

②パートナーと話し合いましょう

・互いを気づかうあまり、術後の創や性生活の話題に触れないでいると、気持ちがすれ違ったままになってしまうことがあります。
・術後、妊娠を望んでいる場合は、治療計画をもとに、妊娠のタイミングなども話し合っておきましょう。
・手術や治療による体の機能の変化について、伝えておく。

パートナーに伝えたいこと

a　リンパ節を切除すると、腕や肩が動かしにくい
b　リンパ浮腫予防のためにも手術した側の腕を圧迫しない
c　知覚低下（皮膚の感覚が鈍くなる）は生涯続くことがある
d　ホルモン療法や抗がん剤治療によって、膣乾燥や膣粘膜の萎縮が起こる場合がある
c　手術や放射線療法によって性欲低下が起こる場合がある

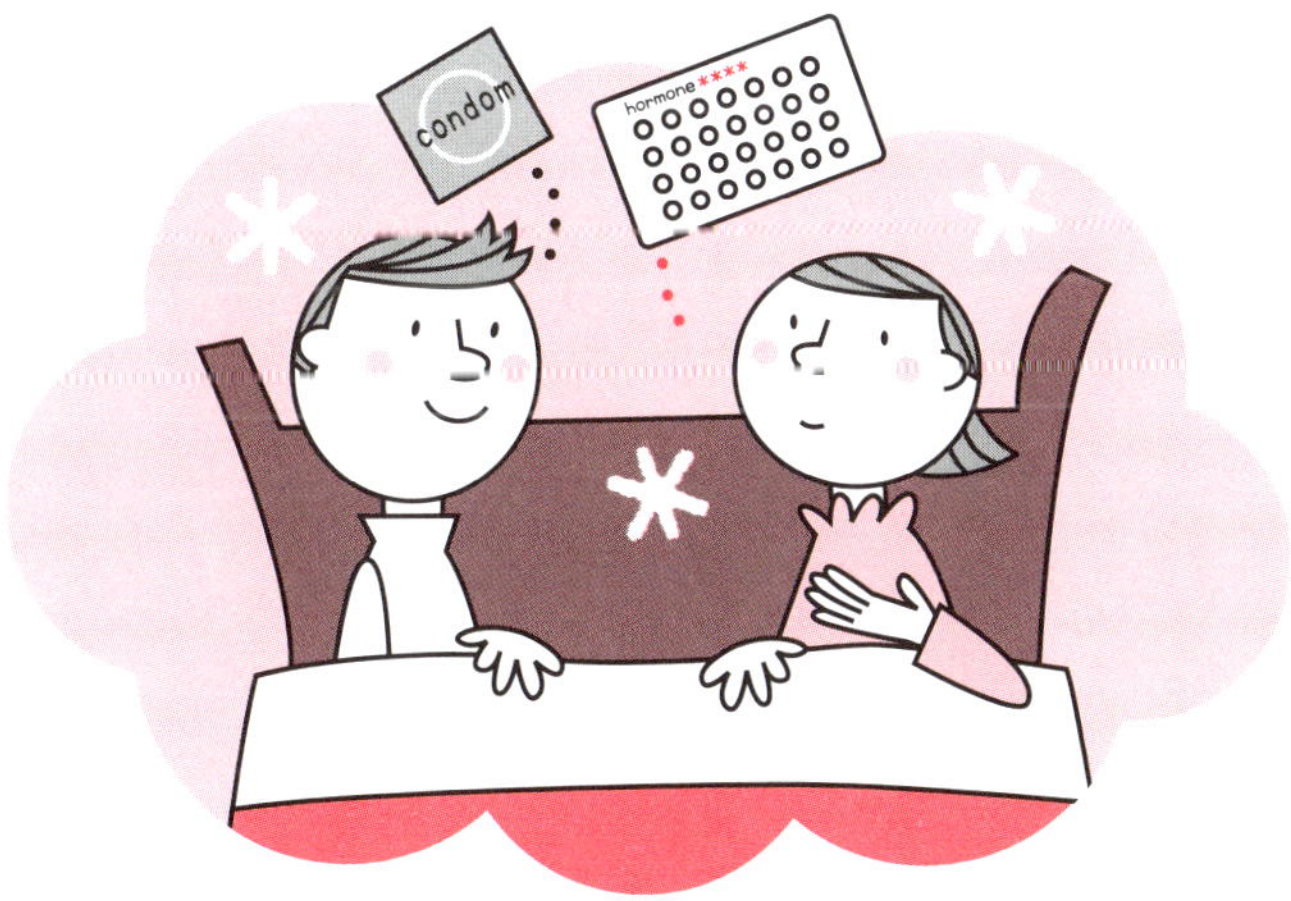

乳がんの基本
乳がんの治療
副作用への対処のしかた
心を軽くするケア
術後の生活とリハビリ

療養中の生活

メイクで自分らしく美しく

容姿の変化や体調不良から消極的になりがちな患者さん

がんの告知、治療、再発の不安など、患者さんは治療・療養時期を通して、さまざまな体験をします。つらい体験でもあるので、生活での関心ががんに集中してしまうのはやむを得ないことでしょう。ただ、がんにばかり気をとらわれると、いちばん大事な「生きること」そのものを楽しむ、ということが困難になります。さらに抗がん剤治療の副作用による、脱毛や顔色の変化なども加わり、社会と積極的にかかわれなくなります。仕事への取り組みや友人などとの交流も、やや消極的になってしまいます。そうなると、社会からの孤立感からますます生きることを楽しめなくなります。

「美しくいたい」が気持ちを前向きにする

こうしたマイナスのスパイラルに歯止めをかけ、イキイキとした生活を取り戻す方法の1つに「キレイになる」ことがあります。自分に合ったウィッグを見つけたり、表情が明るく見えるメイクを施したり、キレイになることで、前向きなパワーも湧いてくるし、気持ちも元気になれるはずです。

ここが大事!!

●笑顔に見えるポイントはチーク

抗がん剤などの治療によって、顔がくすんでくることがあります。眉などの脱毛も表情を暗くします。そこで明るく見えるメイクで、元気になりましょう。自分を明るくし、周囲の人も明るくするポイントは「笑顔」です。豊かな笑顔を演出するのに有効なのが「チーク」。ふだん使わない女性も、チークを有効に使うと、表情が明るくなります。同時に、笑顔をいつも心がけると、いっそう元気になれるでしょう。

美しくなることの魔法

抗がん剤などによる治療

眉やまつ毛が抜け、顔色がくすんで見える

メイクを工夫したり ウィッグを活用	メイクやおしゃれに 気持ちが向かない
↓	↓
人に会いたくなる	人に会いたくない
仕事や交流が積極的になれる	仕事や交流が消極的になる
家庭は病気の前と変化ない	家庭も暗くなりがち
元気な自分を意識できる	元気な自分に戻れない
↓	↓
○ 生きることを楽しめる	× 生きることを楽しめない

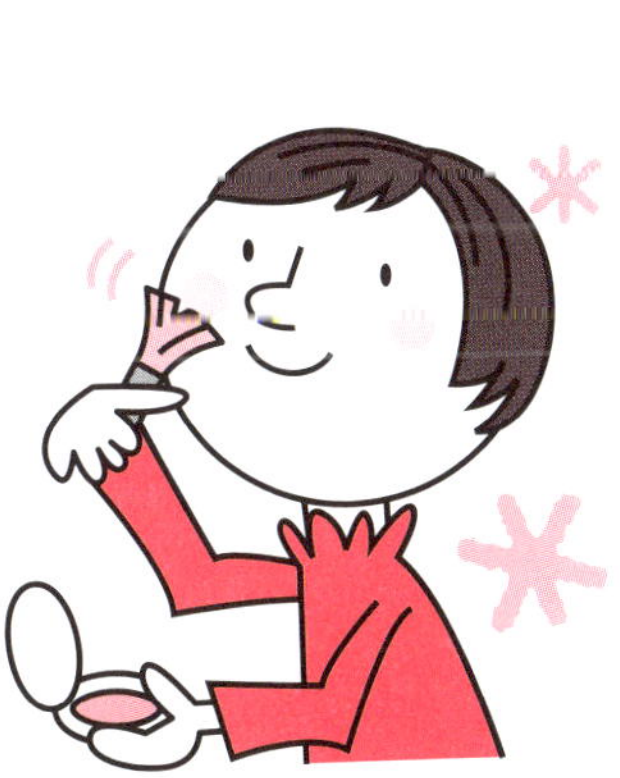

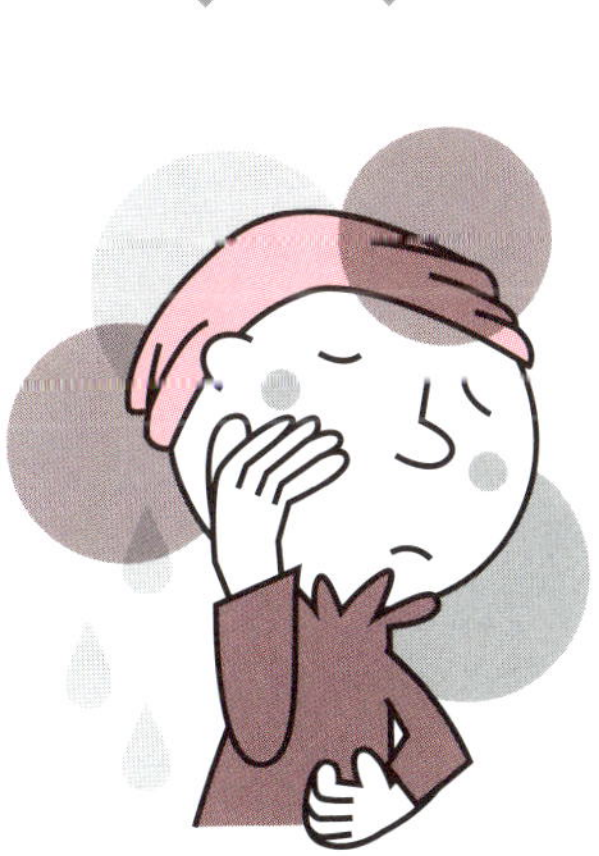

術後の補整具や下着の選び方

パッドや人工乳房は健康面でも大切

手術によって乳房を切除すると、体の左右のバランスがとれなくなり、肩こりや背中の痛みなどが生ずることがあります。パットや人工乳房などの補整具は、見た目だけでなく、健康面でも大切なのです。

また、切除部分をカバーしてくれるので、何かにぶつかった時など、胸部を保護する役割も担ってくれます。

補整具を選ぶときは、手術前の乳房と同じくらいの大きさのものを選びましょう。

選択肢の多いパッドから自分にあったものを選ぶ

乳房の切除範囲は人によってさまざまですが、最近、パッドの種類も豊富になり、素材、形状、重さ、大きさなど、選択肢の幅が広がっています。ブラジャーの内ポケットに挿入するタイプのほか、直接肌に貼るタイプもあるので、治療の状況や使い勝手で選びましょう。

ブラジャーは、パッドが安定するよう、肩ひもの幅が広く長さの調整ができ、脇も幅広でアンダーバストはフィット感のあるものがよいでしょう。

ここが大事!!

●補整具の素材いろいろ

パッドや人工乳房には、ウレタン製、シリコン製、マイクロファイバー製などがあります。ウレタン製は、軽くて付け心地がよいのが特徴ですが、軽いためにずり上がってしまうという難点もあります。

マイクロファイバー製も軽量ですが、木綿のような吸水性や通気性を有しています。

シリコン製は、乳房に近い感触や安定感が特長です。なかには、血管や乳頭までリアルなものもあり、装着したまま温泉に入れるものもあります。

■治療の状況に合わせて下着を選ぶ■

手術直後、放射線治療中

①術後の創《きず》をサポートする胸帯や、ゆったりした前開きのブラジャーを装着する

②胸帯は、肩と脇がマジックテープになっているので、腕が上がらなくても装着が楽にできる

③放射線療法中は、肌が敏感になっているため、縫い目やタグが外側に付いているものを選ぶ

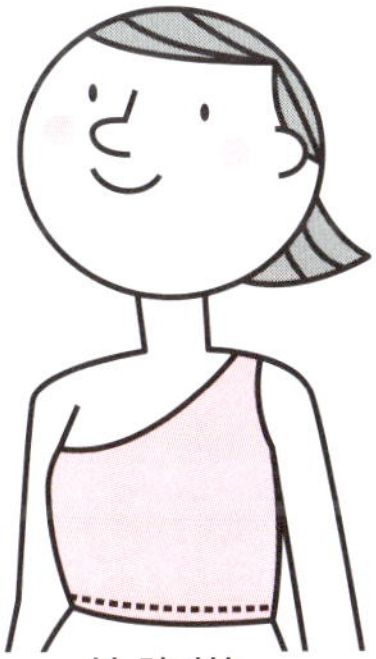

片胸帯

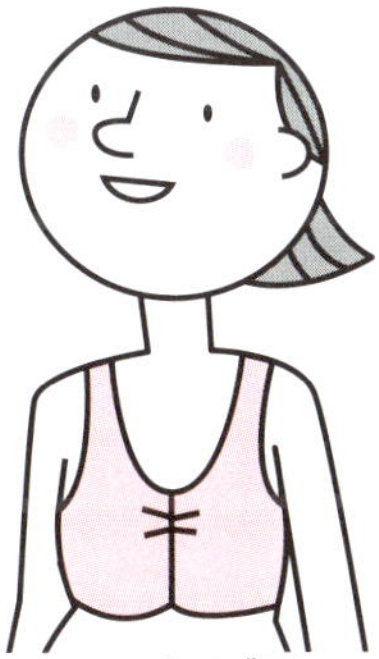

ソフトブラ

「がん患者サービスステーション　TODAY!」HPより

↓

手術から1～2カ月

乳がん専用のブラジャーに、軽量のパッドを挿入する

↓

創口が落ち着いてきたら

①パッドを、手術前の乳房の1/3～1/2程度の重量のあるものにする

②ソフトワイヤーの入ったブラジャーを使用してもよい

③乳房温存手術を受けた場合は、今まで使用していたブラジャーに小さなパッドを入れることもできる

相談支援センターの活用方法

的確な情報収集でがんと向き合う

がんと診断を下されたときの患者さんの気持ちははかり知れません。しかし、病気に向き合うためには、十分な情報を得て、病気について冷静に理解し、あらゆる課題の解決策を検討していかなければなりません。

そんな患者さんの不安や心配を、医療、メンタル、生活、各種制度の情報提供などさまざまな面からサポートしてくれるのが**「相談支援センター」**です。全国各地の**「がん診療連携拠点病院」**に設置されており、患者さん、家族、診察を考えている人などだれでも無料で利用できます。

がんに関すること何でも相談しよう

病院によっては、専門医だけでなくがんに関して専門性の高い看護師や、薬剤師、栄養士などが連携して対応してくれます。

また、休職中の生活支援や助成制度、自宅に要介護者がいる場合の対策、患者さんへの家族の対応のしかたなど、あらゆる悩みについて、的確な情報提供をしてくれるので、どんなことでも相談してみましょう。

ここが大事!!

●「乳がん看護認定看護士」とは

乳房は女性の証しという思いがあるだけに、患者さんは、乳がん特有の葛藤や精神的負担を強いられることがあります。

手術の方法や治療方針、乳房再建や補整具についてなど、乳がんに関する悩みは、「乳がん看護認定看護師」に相談しましょう。

また、がん全般に対してより専門性の高い知識と技術を有する「がん看護専門看護師」がいる病院もあります。

こんな相談は相談支援センターへ

①病気について理解を深めたいとき

・診断結果を医師にていねいに説明してもらったが、理解できなかった
・インターネットで調べた治療法が現実的に有効かどうか知りたい
・がんのような症状があるが、病院に行く前に確認したい
・今の食生活や飲酒、喫煙が、どの程度がんの発症に関係するか知りたい

②病院や治療について調べたいことがあるとき

・どこの病院のどの科を受診すればよいか知りたい
・セカンドオピニオンを受けたいが、どこに行けばよいか分からない
・今受けている治療が適切かどうか不安だ
・最新の治療が受けられる病院を知りたい

③病気のことで不安になったとき

・がんと言われて、何をどうしたらよいかわからない
・手術や治療について決めなければならないが、相談する人がいない
・退院後、世話をしてくれる家族がいない
・家族や職場の人たちに、どう話せばよいかわからない

④生活に不安が生じたとき

・治療費がどのくらいかかるか不安だ
・休職中の生活費を支援してくれる制度はあるか
・自宅にいる要介護者の世話はどうしたらよいか
・契約している民間の保険が、治療に使えるかどうか知りたい

⑤患者さんの家族が迷ったとき

・本人にどう接していいかわからない
・何をどの程度手助けすればよいか知りたい
・いっしょに出かける時には何に気をつければよいか

各都道府県の相談支援センターは、「がん情報サービス」のウェブサイトから調べることができます。〈http://ganjoho.jp/〉

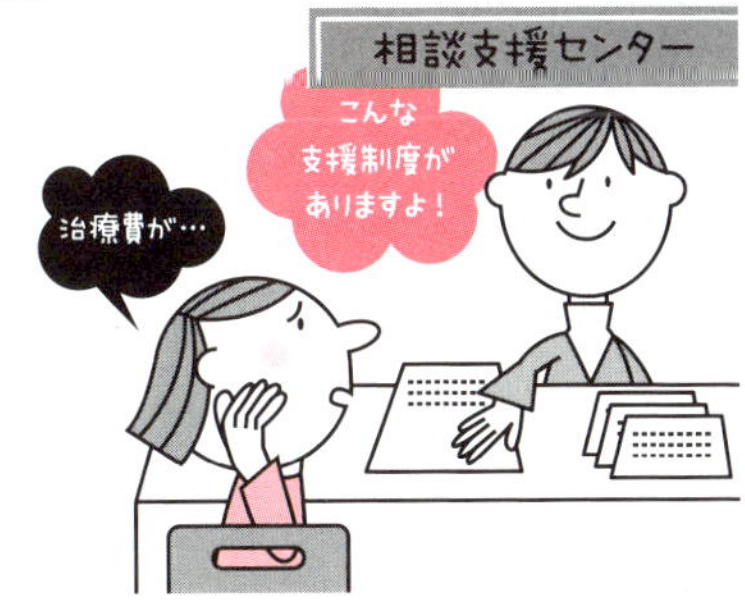
相談支援センター
こんな支援制度がありますよ！
治療費が…

乳がんの治療費はどのくらい?

医療費への不安を口にする患者さん

乳がんは、ほかのがんと比較して、治療期間が長期にわたる傾向があるため、病気への不安と同時に医療費への不安を口にする患者さんも多いようです。手術後の抗がん剤や放射線治療の費用やウィッグ(医療用かつら)、補整具などの費用も気になるところです。とくに、家計をやりくりする立場の女性の場合、自身の医療費が家族に経済的な負担をかけていることをつらく感じ、高額になる検査や治療をためらう患者さんも少なくありません。

信頼できるジェネリック医薬品を希望する方法もある

抗がん剤の費用は、患者さんの状態や年齢などによって大きく違います。多く行われるAC(47ページ参照)の治療計画では1回の注射が6000~8000円(※)です。リンパ節転移のある患者さんの再発を防ぐために使われるタキサン系薬剤は、副作用を抑える薬を含めて1回5~6万円(※)程度と高額です。ホルモン療法剤は経口薬で1カ月3000円(※)程度ですが、信頼できるジェネリック医薬品であれば半額程度です。

ここが大事!!

●入院時の医療費が定額となる新しい医療費評価制度

診断された病名・症状と治療内容、入院日数などの組み合わせに応じて、総医療費をあらかじめ設定した「診断群分類包括評価(DPC)」制度を導入する医療機関が増えています。入院費の1日あたりの点数が決められているため、投薬、注射、検査など決められた点数で包括して行われるので、患者さんは入院前に医療費のおおまかなめやすが把握できます。

(※)…3割負担者の自己負担額

■乳がんの治療費のめやす■

手術費用(※)

- 乳房温存手術　23万円前後
- 乳房切除術　　24万円前後

放射線(※)

- 10万円前後（25回）

ホルモン療法剤(※)

- 3000円（1カ月）　5年

抗がん剤(※)

- AC治療（4サイクル分）
  2万4000円～3万2000円
- タキサン系薬剤（1回）
  5～6万円

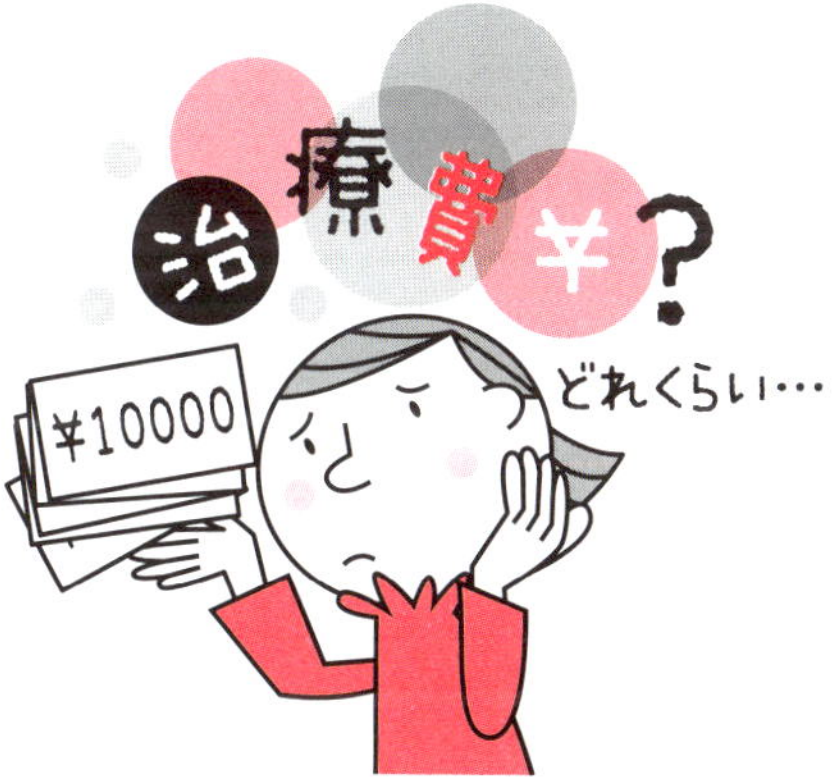

※埼玉医科大学国際医療センター調べ
※医療機関や薬剤によって費用は異なります。

■治療などにかかる費用■

保険診療分

- 初再診料
- 入院料
- 投薬注射料
- 手術料　など

保険外診療分

- 文書料
  （診断書など）
- 差額ベッド代
- 先進医療費にかかる費用
- セカンドオピニオン外来
  など

その他

- 通院交通費
- 入院時の食事代の一部
- 日用品代　など

乳がんで25日間入院したSさん（女性・43歳）の場合

●Sさんのケース

自治体の乳がん検診で乳がんが疑われ、総合病院でマンモグラフィなどによる検査の結果、乳がんと診断され入院することになりました。入院後の検査の結果、早期でがんの転移がないことから、部分切除の手術で済みました。25日間入院しましたが、術後の管理の受けやすさなどを考慮し、そのうち18日間個室を利用しました。

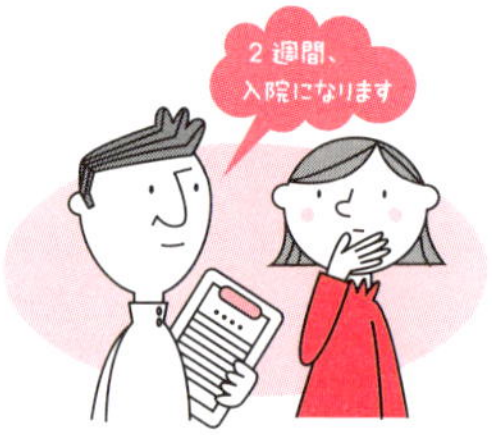

①医療費の総額

初診料	2,700円	医学管理料	92,130円	投薬料	23,770円
注射料	146,810円	処置料	5,950円	手術料	257,500円
麻酔料	87,500円	検査料	11,710円	画像診断料	388,890円
病理診断料	21,400円	入院料	508,720円	放射線治療料	52,800円

小計　1,599,880円
入院時食事代　43,440円
合計　1,643,320円

（平成23年8月現在の診療報酬点数による）

②医療費の自己負担額

医療費……1,599,880円×3割＝479,960円（10円未満四捨五入）
➡高額療養費制度（142ページ参照）を利用（区分＝「一般」）
80,100円＋（1,599,880円－267,000円）×1％＝93,429円（1円未満四捨五入）
医療費の自己負担額＝93,429円
自己負担額を超える479,960円（3割負担分）－93,429円＝386,531円は高額療養費として、加入する公的保険から支給されます。
入院時の食事代の自己負担額　260円×66食＝17,160円（食事のないときもあった）
医療費の自己負担合計　93,429円＋17,160円＝ 110,589円（A）
※高額療養費の「限度額適用認定証」の交付を受けていたので、医療費に関する退院時の支払いは110,589円でした。

③その他の自己負担額

差額ベッド代　7,000円×18日＝126,000円
見舞い時の家族の交通費・食費＝31,500円
その他の諸雑費（衣類、快気祝いなど）＝65,000円
その他の自己負担額の合計　222,500円（B）

Sさんの入院治療での自己負担額

医療費の自己負担合計　110,589円（A）
その他の自己負担額の合計　222,500円（B）

合計　333,089円

※この事例は25日間入院の場合の1例です。医療機関や手術・治療の方法によって費用額は異なります。
※資料＝公益財団法人　生命保険文化センター「医療保障ガイド」

治療費用

公的な助成・支援制度を活用する

公的な助成制度をフルに活用することが大切

乳がんの治療費やそのほかの費用の概算がわかったら、その費用を捻出する算段をしましょう。出費をなるべく抑え、自分に合った治療を受けるためには、公的な助成制度をフルに活用することが大切です。

高額な療養費用がかかる患者さん、会社に勤務する患者さん、医療費の支払いが困難な患者さんなど、患者さんの状況によってさまざまな公的助成・支援制度があります。

また、乳がんの治療のため、休職や退職を余儀なくされるケースもあります。休職による経済的な負担の軽減などについては会社に相談しましょう。退職により収入の道が閉ざされた場合、障害が残った場合、介護が必要になった場合など、それぞれの状況にあった支援制度が整備されています。

これらを十分に活用するには、各医療機関の相談窓口や各自治体の相談窓口に問い合わせて、自分の状況を説明し、どんな支援が受けられるか情報を得ることが大事です。体験者に聞くことも有効なので、患者の会などに参加すると役立つ情報が入手できます。

ここが大事!!

●税金を軽くする医療費控除

1年間に一定以上の医療費の自己負担があった場合、税金が軽くなる制度があります。医療費控除を受けるには会社などの年末調整とは別に、自分で確定申告する必要があります。治療費だけでなく、通院のための交通費も対象になります。病院の領収書はもちろんですが、入退院でタクシーに乗った場合などの領収書も必ず保管しましょう。

■公的な助成・支援制度■

医療費の負担を軽くする制度

高額療養費制度	1カ月単位でかかる医療費が一定額を超えた場合、超えた分が支給される制度➡142ページ参照	加入する公的医療保険の窓口
小児慢性特定疾患医療費助成制度	がんを含む小児慢性特定疾患の治療にかかった費用の一部を助成する制度	市区町村担当窓口
重度障害者(児)医療費助成制度	重度の障害のある人の医療費の自己負担分を助成する制度	市区町村担当窓口

生活を支える制度

傷病手当金	会社員などが病気などによって休職する間の給料を一定額一定期間保障する制度	加入する公的医療保険の窓口
医療費控除	1年間に一定以上の医療費の自己負担があった場合、税金が軽減される制度	地域の税務署

収入が少ない場合は

ひとり親家庭等医療費助成	父親、母親、養育者がひとりで子育てする家庭の医療費を助成する制度	市区町村担当窓口
限度額適用・標準負担額減額認定	住民税非課税世帯に対し入院中の食事代や医療費の自己負担を軽くする制度	加入する公的医療保険の窓口
生活保護	病気などで働けず生活が困窮する家庭に医療扶助などを行う制度	市区町村担当窓口や福祉事務所
生活福祉資金貸付制度	低所得者などに対し生活福祉資金を貸付ける制度で、療養費などは無利子	市区町村の社会福祉協議会

介護が必要になったら

介護保険	65歳以上と、40歳以上でがん末期などの特定疾患の被保険者が申請できる	市区町村担当窓口
高額医療・高額介護合算療養費制度	医療、介護サービスの双方にかかった費用を合算し負担の上限を決めた制度	市区町村の介護保険窓口、加入する公的医療保険窓口
高額介護・高額介護予防サービス費	介護保険の自己負担額が一定額を超えたときに助成を受けられる制度	市区町村の介護保険窓口

障害が残ったら

障害年金	65歳未満の年金加入者が障害を負った場合に支給される	加入する年金の担当窓口
障害手当金、障害一時金	会社員や公務員が軽度の障害を負ったときに一度だけ支給される	加入する年金の担当窓口
身体障害者手帳	障害の程度によって税金の減免や公共交通機関の免除・割引などが受けられる	市区町村担当窓口や福祉事務所

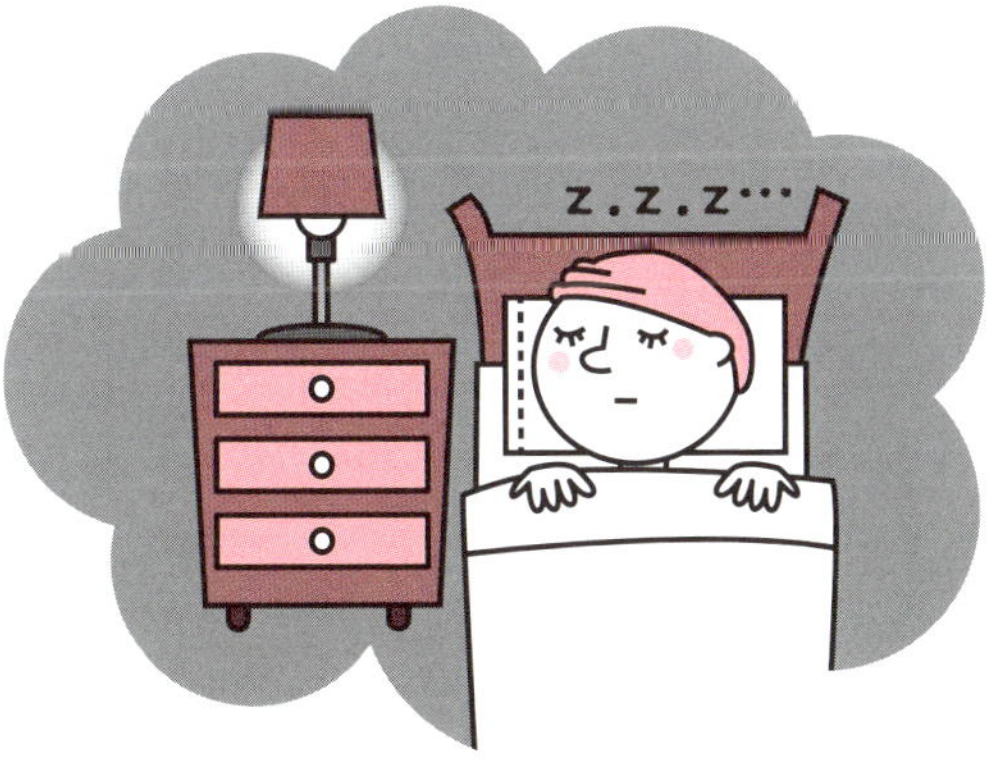

治療費用

医療費負担を軽くする「高額療養費制度」

上限額を超えた自己負担分を保険が支払ってくれる制度

がんの治療では、3割（または1割）の自己負担でも、医療費が高額になることがあります。そんな高額になる医療費について、一定の額を超える分は加入する医療保険が賄ってくれるのが「**高額療養費制度**」です。医療機関や薬局の窓口で支払った額が1カ月（1日~月末）で一定額を超えた場合、その超えた金額を加入する医療保険が支払ってくれます。差額ベッド代や入院中の食事代などは対象外ですが、保険が適用される医療費であれば、入院・通院・在宅医療を問わず対象になります。つまり、患者さんが負担する1カ月の医療費は、最高でも限度額までとなるので安心です。

負担の限度額は年齢や所得によって異なる

この制度を利用するには手続きが必要ですが、最終的な自己負担額となる毎月の「負担の上限額」は、加入者が70歳以上かと、加入者の所得水準によって分けられています。計算のしかたなどが複雑なので、手続きする前に医療機関の相談窓口や、がん相談支援センターなどに相談しましょう。

ここが大事!!

●立て替えの負担を減らす支援制度

後日払い戻しがある高額療養費ですが、立て替え払いの負担を減らす制度があります。費用のうち8割程度を保険者が無利子で貸し付けてくれる「高額療養費貸付制度」、患者さんが医療機関で限度額まで支払い、残りの高額療養費分は保険者が医療機関に直接支払う「高額療養費受領委任払制度」です。後者は、限度額適用認定制度ができてからの利用はほぼなくなっています。

■高額療養費制度のあらまし■

◆70歳未満の場合

所得区分	1カ月の負担の上限額
上位所得者(月収53万円以上など)	150,000円+(医療費−500,000円)×1%
一般	80,100円+(医療費−267,000円)×1%
低所得者(住民税非課税の人)	35,400円

例　乳がん患者のA子さんの場合

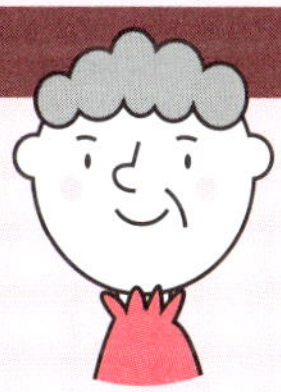

50歳　会社員　月収40万円(区分:一般)
加入する医療保険→組合健康保険
医療費が100万円かかり病院から3割負担の30万円の請求がありました(差額ベッド代・食事代などは除く)

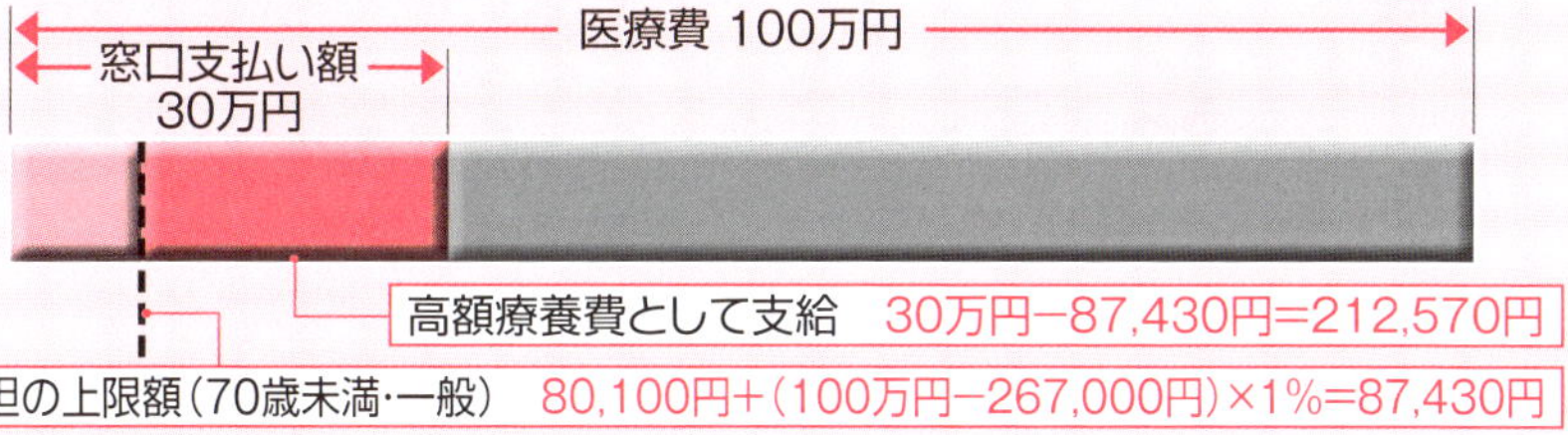

限度額適用認定証(145ページ参照)を提示しなかった場合、病院の会計で30万円支払い、3~4カ月後に健康保険より「212,570円」本人に払い戻されます。

◆70歳以上の場合

所得区分		外来(個人ごと)	1カ月の負担の上限額
現役並みの所得者(月収28万円以上などの窓口負担3割の人)		44,400円	80,100円+(医療費−267,000円)×1%
一般		12,000円	44,400円
低所得者(住民税非課税の人)	Ⅱ(Ⅰ以外の人)	8,000円	24,600円
	Ⅰ(年金収入のみの場合、年金受給額80万円以下など、総所得金額がゼロの人)		15,000円

※高額療養費についての参考資料(143~145ページ)
厚生労働省「高額療養費制度を利用する皆さまへ」(2013年8月現在)

■負担をさらに軽減するしくみ■

◆世帯合算

1人の1回分の負担では高額療養費の支給対象にならなくても、複数の受診や同じ世帯にいる家族（同じ医療保険に加入している人に限る）の受診について、それぞれ支払った自己負担額を1カ月単位で合算することができます。その合算額が一定額を超えたときは、超えた分を高額療養費として支給されます。

被保険者　A夫さん

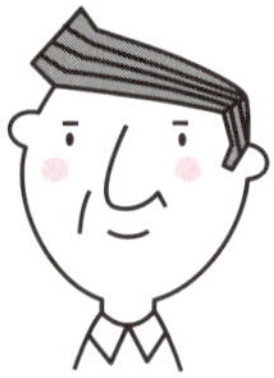

つばき病院
自己負担額45,000円
（医療費150,000円）

被扶養者　B子さん

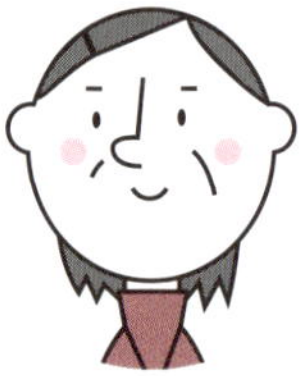

さくら病院
自己負担額60,000円
（医療費200,000円）

さくら薬局
自己負担額24,000円
（医療費80,000円）

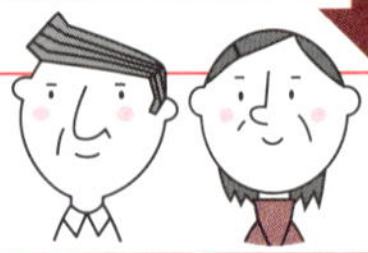

世帯合算すると……
45,000円+60,000円+24,000円=129,000円

高額療養費の支給対象となる

※70歳未満の人の受診の場合は、21,000円以上の自己負担のみ合算されます。

◆多数回該当

直近の12カ月間に、すでに3回以上高額療養費の支給を受けている場合（多数回該当）には、その月の負担上限額がさらに下がります。

70歳未満の場合

所得区分	多数回該当の場合
上位所得者	83,400円
一般	44,400円
低所得者	24,600円

70歳以上の場合

所得区分	多数回該当の場合
現役並み所得者	44,400円

※所得区分の所得水準については143ページ参照
※70歳以上では、「一般」「低所得者」の区分の人は多数回該当の適用はありません。

■「限度額適用認定」を利用する■

高額療養費制度を利用すると、通常はいったん医療機関で自己負担額の全額を支払い、3～4カ月後に払い戻されます。しかし、あらかじめ加入する医療保険窓口に申請し、「限度額適用認定」を受けていれば、認定証を医療機関に提示すると高額療養費の自己負担限度額の支払いで済み、1度に用意する費用を抑えることができます。24年4月からは入院だけでなく外来診療も対象になっています。

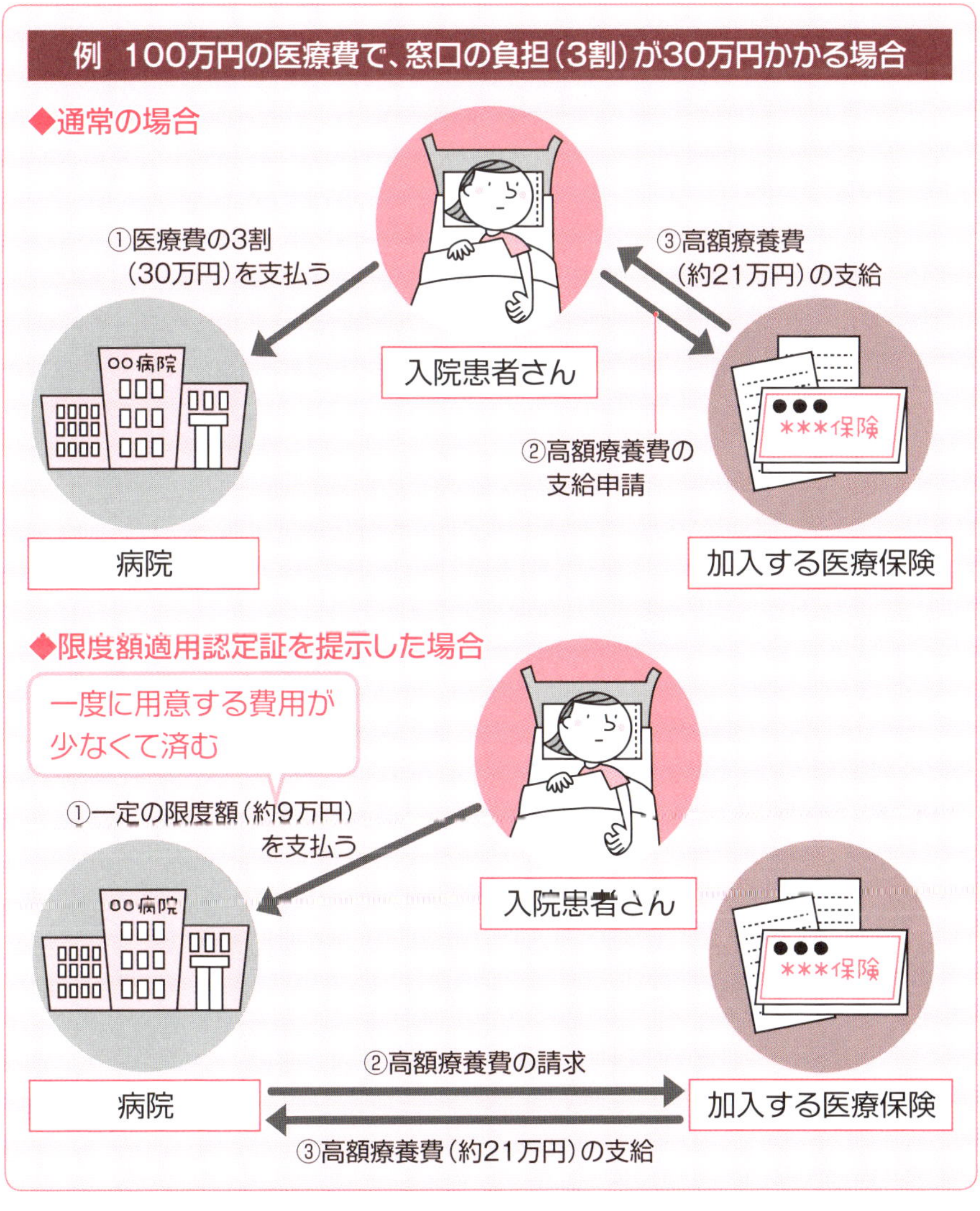

治療費用

生命保険で保障を受ける場合

生命保険で差額ベッド代などをまかなう

初・再診料や手術料、入院料などの治療にかかわる主な費用には公的医療保険が適用されますが、入院中の食事代の一部や差額ベッド代、交通費、保険の利かない検査・治療を受けた場合は全額自己負担になります。民間の生命保険は、こうした公的医療保険で保障されない費用や、医療費の自己負担分の軽減に役立てることができます。

医療の保障の契約は「主契約」か「特約」を選ぶ

生命保険には、死亡のときに備える保険のほか、病気やケガに備える保険もあります。がんに備えるには、このタイプの保険が有効ですが、契約のしかたは2つの方法があります。1つは医療保障を目的にした保険を「**主契約**」にする方法、もう1つは死亡などに備える保険に「**特約**」を付加する方法です。病気による入院などを保障する保険(主契約)には「**医療保険**」「**がん保険**」「**特定疾病保障保険**」があり、対象になる病気や保障内容によって選びます。特約については女性の病気に特化したものなどがあり、さまざまなタイプのものから選ぶことができます。

ここが大事!!

●「上皮内がん」は保障されない保険もある

がん保険の対象となる「がん」は、保険の種類や保険会社によって、その範囲が異なる場合があります。例えば、初期のがんである非浸潤タイプの「上皮内がん」の場合、対象にならない保険もあります。がんの告知を受け、いざ手術となったとき保険の対象にならないと知ったら、2重のショックかもしれません。こうならないために、契約時に保険会社から契約の範囲をよく確認することが大切です。

生命保険で医療費に備える方法

医療保障を主な目的とする「医療保険」を契約する	主契約に医療の「特約」を付加する
病気やケガに備える主契約 ・医療保険 病気やけがを幅広く保障する。入院給付に支払い限度日数がある ・がん保険 がんについて保障。契約後90日程度経過してから保障が開始されるものが多い ・特定疾病保障保険 がん、急性心筋梗塞、脳卒中が対象。がんと診断されると保険金が支払われ契約は終了する	がんの治療に備える特約 ・女性疾病入院特約 乳がんなど女性特有の病気で入院したときに入院給付金が受け取れる ・成人病(生活習慣病)入院特約 がんなどの生活習慣病で入院したときに入院給付金が受け取れる ・がん入院特約 がんによる入院のとき給付金が受け取れる。支払い日数、無制限が多い ・特定疾病保障特約 三大疾病が原因による死亡・高度障害のときに保険金が受け取れる ・先進医療特約 先進医療の治療を受けたとき技術料相当額の給付金が受けられる

給付金・保険金の請求方法

①保険会社の窓口に連絡する

・保険会社に、保険証券番号・被保険者名・病名・支払い対象となる内容などを連絡する

②請求書類を提出する

・保険会社から送付される書類に必要事項を記入する
・診断書を担当医に書いてもらう
・提出する前に記入済み書類のコピーをとっておく

③給付金・保険金が支払われる

・必要書類が保険会社に届いてから数週間後に振り込まれる

再発と転移

治せる再発の発見のために検診は欠かせない

術後10年間は定期検診を受けましょう

乳がんの再発は、手術後1～2年の間が最も多く、再発した人の多くは、5年以内の再発です。10年以降に再発するケースもありますが、原則的に、術後10年間を経過観察の期間としています。

早期の乳がんの場合、治療が終了すれば、遠隔転移の発見のために検査をする必要はありませんが、治せる再発である局所再発の発見のために、年に一度は、診察とともに乳房の**マンモグラフィ**、**超音波検査**を受けましょう。

温存した乳房や、手術した反対側の乳房に乳がんが発見されることがありますが、他の臓器に転移していなければ、手術で治癒することが可能です。

早期発見につながる月に1回のセルフチェック

再発が不安なあまり、定期的な画像診断などを望む患者さんもいるかもしれませんが、自覚症状が現れてから治療しても、その効果は変わらないといわれています。それよりも、月に1回程度、セルフチェックを行うことで早期発見に努めることが大切です。

ここが大事!!

●遠隔転移に多い骨転移

乳がんの遠隔転移の約30％は、骨への転移です。骨髄に転移したがんは、そこで増殖し、正常な組織を破壊するため、骨に痛みがでます。

さらに骨を溶かすため、骨折しやすくなったり、血液中にカルシウムが増えて、高カルシウム血症を起こすことがあります。骨の痛みや、喉が渇く、尿の量が増える、おなかが張るなどの症状が出たら、早期に受診しましょう。骨シンチグラフィやMRIなどの検査で原因を調べることになります。

乳がんの再発と転移

局所再発	遠隔転移
切除した側の乳房や、その周辺に再びがんが現れること ・**乳房内再発**（温存した乳房に現れる場合） ・**リンパ節再発**（リンパ節に現れる）	がんが乳房から離れた組織や臓器に飛び火したもの ・**リンパ行性転移《こうせいてんい》**（リンパ液の流れにのり、腋窩、鎖骨下、胸骨傍リンパ節に広がる） ・**血行性転移《けっこうせいてんい》**（血液の流れにのり、骨、肺、肝臓などに転移する） ・**播種性転移《はしゅせいてんい》**（腹腔や胸腔内に直接散らばり転移する）

セルフチェックの方法

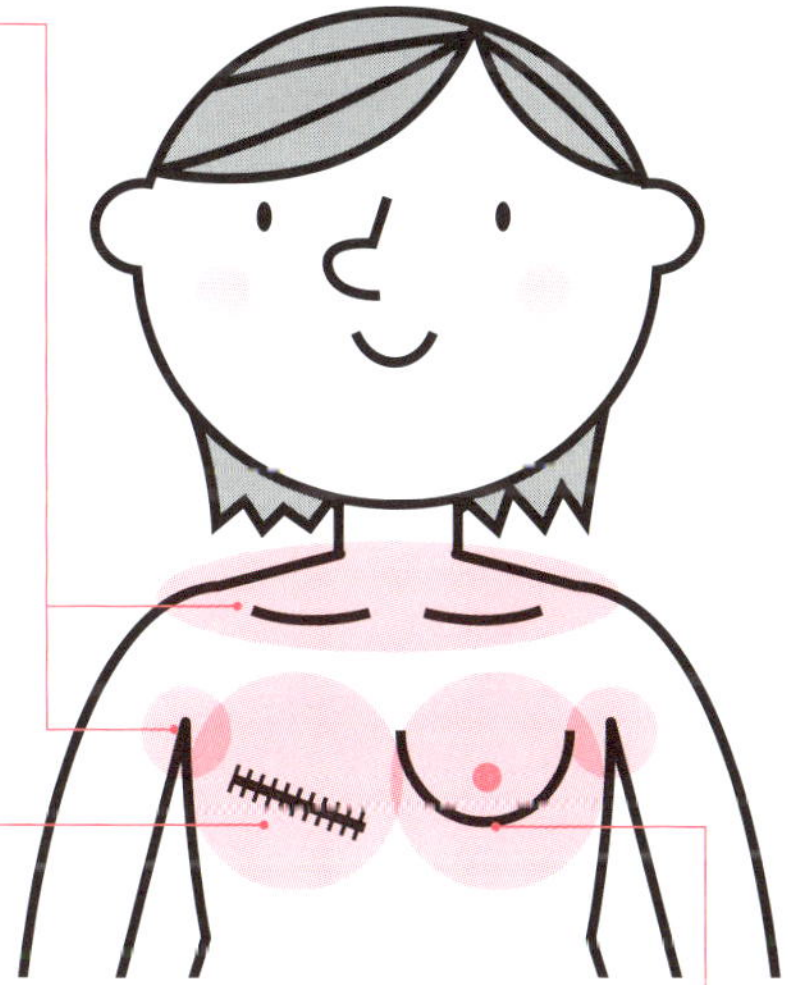

鎖骨周辺や両方の腋の下

リンパ節への転移を調べるため、指で触って、しこりがないかを確認する。

手術した乳房

全摘手術の場合は、皮膚に引きつれやくぼみがないか、ぼつぼつとした発疹や、赤みがないか。

温存手術の場合は、手術してない乳房と同じように調べる。

手術してない乳房

皮膚全体にくぼみなどがないか、しこりはないか、乳頭からの異常分泌がないかを調べる。

再発したがんの治療

局所再発と遠隔転移では治療方法が異なる

局所再発の場合は、がん細胞を手術で切除したり、切除したあと放射線療法を行ったりします。

一方、**遠隔転移**の場合は、画像検査などで見えない部分にもがん細胞が潜んでいる可能性があり、これらを根絶することが難しいため、手術は行いません。

がん細胞が全身に広がっている可能性が高い遠隔転移では、がんの症状を緩和し、進行を遅らせることや、患者さんの生活の質の向上（ＱＯＬ）が治療の目的となります。

治療方針を決定する要因

がんが再発した場合、ホルモン療法や抗がん剤治療を行います。

その際、ホルモン受容体の有無や、腫瘍マーカーの１つであるＨＥＲ２の有無などがん細胞の特性、患者さんの体の状態を考慮して、治療方針を決定します。

治療薬は多種類あるので、１つの治療法に効果があるうちはその治療法を継続し、効果がなくなったら別の治療法を行うという方法をとります。

ここが大事!!

●多発乳がんと対側乳がん

がんが完治したあと、乳房温存療法で残っている部分や、手術していないほうの乳房に、新しいがんが現れることがあります。これは再発ではなく、前者を「**乳房内多発乳がん**」、後者を「**対側《たいそく》乳がん**」と呼びます。

初期のがん細胞であるがん幹細胞は、通常の体細胞に近い特性で、早期から骨髄などに潜んでいると考えられます。これが細胞分裂をくり返して増殖し、数年を経て、乳がんとして発見されるのです。

■再発がんの治療方針■

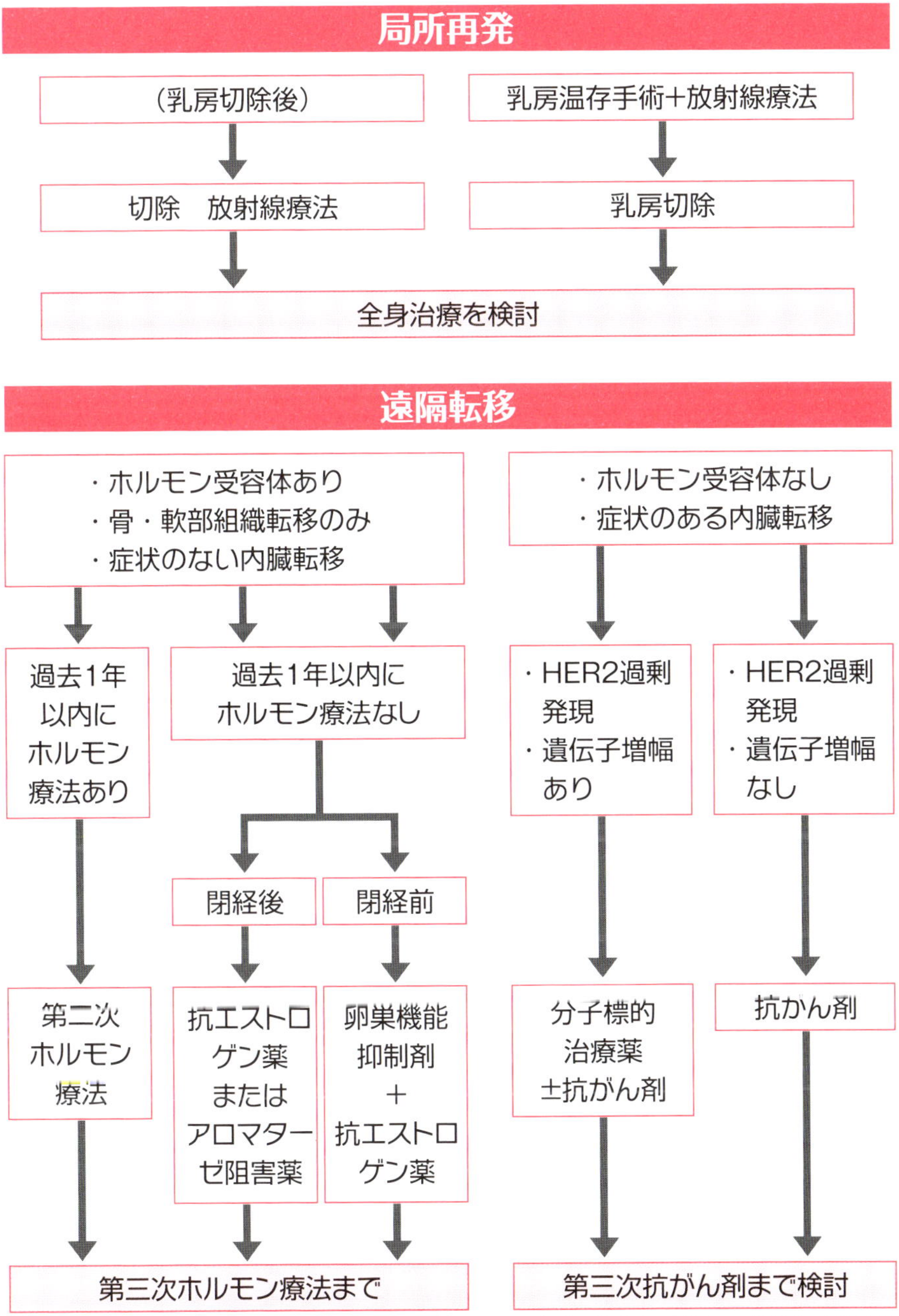

日本乳癌学会「患者さんのための乳がん診療ガイドライン」2009年版より

乳がんの緩和ケアはこうして行われる

いつからでも受けられる緩和ケア

がんに伴う体や心の痛みを和らげ、患者さんや家族のＱＯＬの改善を目的として行われるのが、**緩和ケア**です。

乳がんの場合、診断された段階から、身体的・精神的・社会的な苦痛だけでなく、女性特有の悩みや葛藤にみまわれます。

緩和ケアというと、進行がんの患者さんに対する終末期医療や看護のように思われがちですが、がんの進行や病状に関係なく、心身のつらさを感じたら、いつからでも開始できます。

早期に開始すればほとんどの痛みは取り除かれる

あらゆる手を尽くしても、薬剤が効果を現さなかったり、がんの進行が治療速度を上回ることがあります。

その場合は、鎮痛剤や放射線療法などにより、痛みを和らげるための治療が施されます。

鎮痛剤の使用については、「ＷＨＯ方式がん疼痛《とうつう》治療法」を基本原則として、飲み薬を優先的に用い、鎮痛作用が切れる前に定期的に投与します。また、痛みの強さに応じて、段階的に強い薬を使用していきます。

ここが大事!!

●痛みをがまんしない

モルヒネなどの鎮痛剤を使用するというと、薬の依存性や習慣性を心配する患者さんがいるようです。

しかし、世界的に最も効果的で安全な治療法として認知されており、痛みのためにＱＯＬが低下するより、はるかに苦痛の少ない日常生活を送ることができます。ただし、痛みの程度は患者さんにしかわかりません。最適な薬が選択できるよう、いつ、どこが、どんなふうに痛むのか、きちんと伝えることが大切です。

■乳がんの緩和医療の考え方■

乳がんの緩和ケア

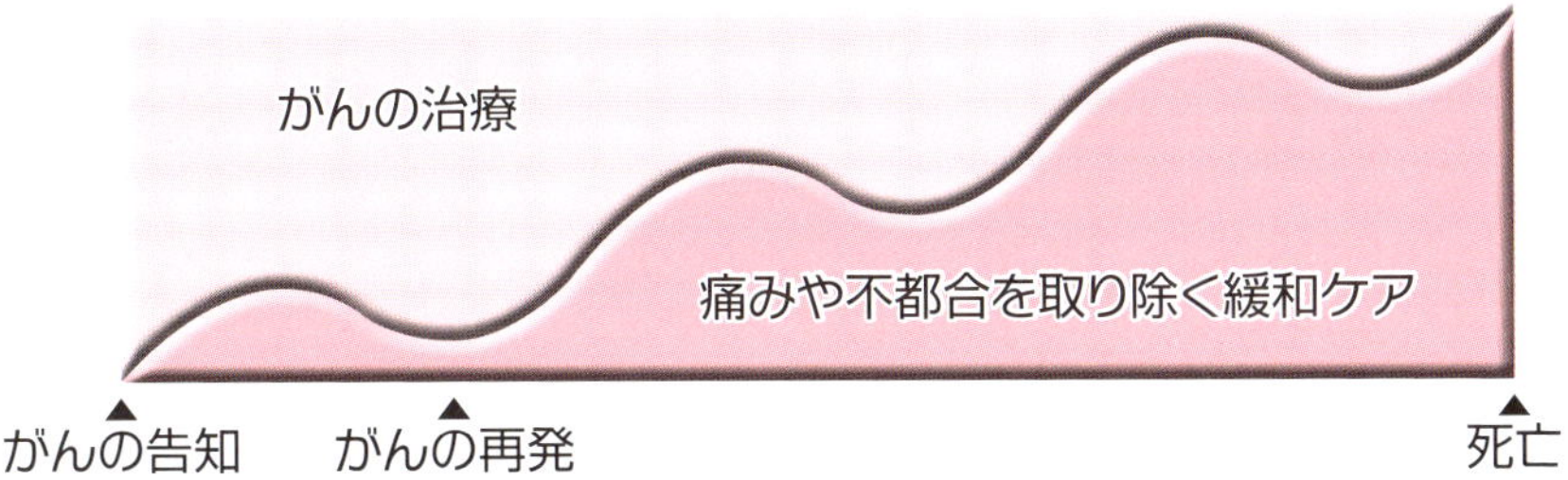

乳がんは、乳房を切除して完治する初期のものを除いて、治療期間が長く続きます。患者さんの受ける苦しみや痛みを軽減するために、治療段階に生じる痛みや不都合を取り除き、QOLの高い生活をめざすのが緩和ケアの考え方です。

■WHO方式がん疼痛治療法■

鎮痛剤使用についての5原則

1、患者さんが1人でも簡単に使える飲み薬を、はじめに用いる
2、一定の時間をあけ、鎮痛剤の効果が途切れないように継続して使用する
3、痛みの強さや効果に応じて、段階的に強い薬を選択する
4、患者さんにあった薬の量を調節する
5、副作用の対策や、鎮痛薬の使用方法に注意する

鎮痛剤の3段階の使い分け

第1段階：非ステロイド性抗炎症薬（NSAIDs）
アスピリン、インドメタシン、メフェナム酸　など
第2段階：NSAIDsとリン酸コデインなどの弱～中程度のオピオイドを併用
第3段階：モルヒネなどの中～強いオピオイド（経口薬、坐薬、注射薬　など）
NSAIDsを併用する場合もある

がんが神経を圧迫して起きる痛み（神経因性疼痛）には、段階に関わらず、鎮痛補助剤（抗けいれん薬、向精神薬、抗不安薬、筋弛緩薬、抗うつ薬、副腎皮質ホルモンなど）を使用する

緩和ケア

自分らしく生きるための緩和ケア

緩和ケアはどこにいても受けられる

緩和ケアは、入院中でも、自宅での療養中でも、どこにいても受けることができます。

入院しながらケアを受ける場合は、一般病棟でがんの治療を受けながら緩和ケアチームによるケアを受けたり、病状によっては緩和ケア病棟に入院してケアを受けることができます。

また、退院後にケアを受ける場合は、緩和ケア外来に通院したり、在宅緩和ケアを受けたりします。

緩和ケア病棟は、ホスピスとも呼ばれますが、病状が安定すれば、一般病棟に移ったり、退院して緩和ケア外来に通院することもあります。

専門家が結集する緩和ケアチーム

がん診療連携拠点病院の指定を受けている全国の医療機関には、緩和ケアに対応できる機能があり、さまざまな問題にチームで対応しています。

患者さんのＱＯＬをよりよく保ち、自分らしく生きられるよう、医師をはじめ、看護師、心理士、ソーシャルワーカーなどがサポートしてくれるので、躊躇《ちゅうちょ》せずにケアを受けましょう。

ここが大事!!

●家族にも大切な緩和ケア

患者さんにがんの診断が下されると、家族は自分がしっかりしなければと、体も心も無理をしがちです。しかし、家族にとっても負担は小さくありません。肉体的、精神的な負担に加え、経済的な問題が起きる場合もあります。どんな小さなことでも、ひとりで抱え込まず、気軽にケアを受けてみましょう。誰かに話を聞いてもらうだけでも気が楽になることもあるものです。

患者さんを支えるためにも、まず、家族の元気が大切です。

■緩和ケアの方法■

入院しながらケアを受ける

□緩和ケアチーム
- 一般病棟で治療中の患者さんや家族を、多面的にサポートする

□緩和ケア病棟（ホスピス）
- 施設によって患者さんの受け入れ基準が異なる
- 一般病棟と異なり、患者さんと家族が過ごしやすい空間づくりや、面会時間を設定している

退院後にケアを受ける

□緩和ケア外来
- 院内の緩和ケアチームが外来を行う
- 入院中にケアを受けていた患者さんが、退院後も、診療を受ける

□在宅緩和ケア
- 在宅療法について専門知識のある訪問診療医や訪問看護師、ホームヘルパーなどが協力してサポートする

■緩和ケアチームの主な構成■

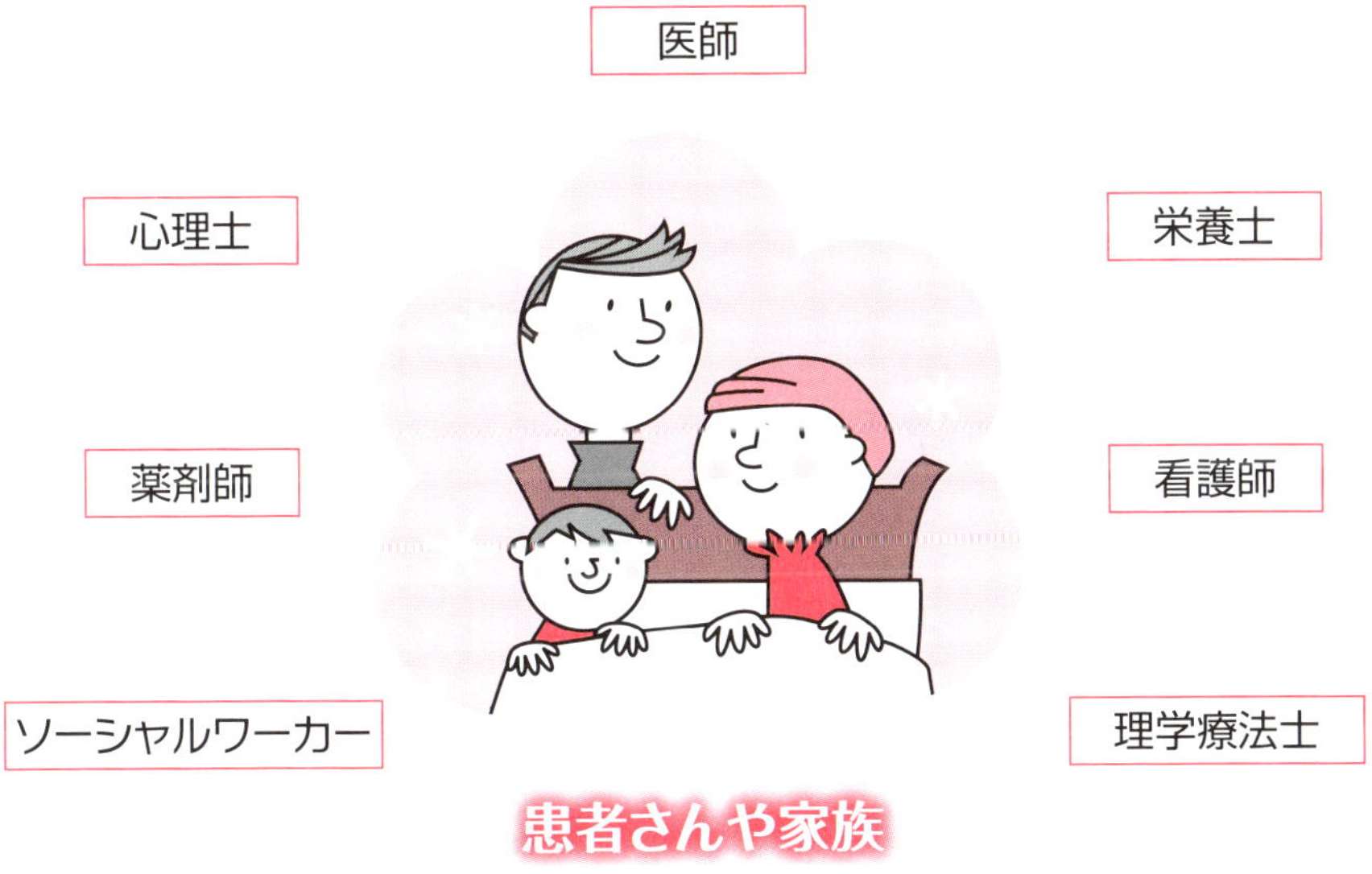
医師
心理士
栄養士
薬剤師
看護師
ソーシャルワーカー
理学療法士
患者さんや家族

C O L U M N

乳がんの関連サイト・患者の会

●乳がんについて知りたい

・国立がん研究センター　http://www.ncc.go.jp/jp/

・国立がん研究センターがん対策情報センター
http://www.ncc.go.jp/jp/cis/index.html
乳がんについての基礎知識など、一般向けがん情報がわかりやすく解説されている。

・日本乳癌学会　http://www.jbcs.gr.jp/
日本乳癌学会が主催する市民フォーラムなどの情報が入手できる

・日本対がん協会　http://www.jcancer.jp/
電話でがんに関する無料相談ができる（医師への電話相談、面接相談は事前の予約が必要）

・㈶先端医療振興財団臨床研究情報センター「がん情報サイト」
http://cancerinfo.tri-kobe.org/
米国国立がん研究所が配信する、世界最大かつ最新の包括的ながん情報が日本語で閲覧できる

・埼玉医科大学国際医療センター　http://www.saitama-med.ac.jp/kokusai/
〒350-1298　埼玉県日高市山根1397-1
TEL:042-984-4233（包括的がんセンター受付）
月～土（祝祭日・年末年始除く）8:30～17:00

・キャンサーネットジャパン　http://www.cancernet.jp/
がんに関する情報サービスを提供するNPO法人。セカンドオピニオンやシンポジウムの情報が閲覧できる

・NPO法人J.POSH（日本乳がんピンクリボン運動）　http://www.j-posh.com/
乳がんの早期発見を目指した啓発運動を展開する市民団体のホームページ

●乳がんの患者の会

・あけぼの会　http://www.akebono-net.org/
〒153-0043　東京都目黒区東山3-1-4-701
TEL：03-3792-1204（月～金10：30～16：00）　FAX：03-3792-1533

・イデアフォー　http://www.ideafour.org/
〒136-0071　東京都江東区亀戸2-30-6　1F　TEL&FAX:03-3682-7906

・ソレイユ　http://www.b-c-support.com/~soreiyu/
〒153-0023　東京都世田谷区若林5-34-8　TEL&FAX:03-5787-2322

・乳がん患者が集う場所「虹の会」　http://www5e.biglobe.ne.jp/~niji-kai/
〒530-0044　大阪市北区東天満 2-2-15 第六新興ビル 405号
第1・第3土曜日　第2・第4水曜日 11:00～16:00　TEL&FAX:06-6353-2510

「ま」

「や」

「ら」

「た」

「な」

「は」

さくいん

あ

か

さ

■監修

佐伯俊昭(さえき としあき)
埼玉医科大学国際医療センター副院長、包括的がんセンター長、乳腺腫瘍科教授・診療科長。1955年広島県生まれ、82年広島大学医学部卒業。日本乳癌学会理事、日本臨床腫瘍学会評議員、日本癌治療学会評議員、99年日本乳癌学会久野賞受賞、米国政府奨学金受賞。『これからの乳癌診療(2009-2010)』、『乳がん標準化学療法の実際』(いずれも共編・金原出版)、『40歳からの女性の医学・乳がん』(岩波書店)など

編集協力／耕事務所
執筆協力／野口久美子　稲川和子
カバーデザイン／上筋英彌(アップライン)
本文デザイン／石川妙子
イラスト／前村佳恵　山下幸子

◆手術後・退院後の安心シリーズ

イラストでわかる　乳がん
—再発防止の治療・生活・リンパ浮腫のケア—

平成24年8月24日　第1刷発行
平成28年8月8日　第4刷発行

監　修　佐伯俊昭
発行者　東島俊一
発行所　株式会社法研
東京都中央区銀座1-10-1(〒104-8104)
販売03(3562)7671／編集03(3562)7674
http://www.sociohealth.co.jp
印刷・製本　研友社印刷株式会社

SOCIO HEALTH
小社は㈱法研を核に「SOCIO HEALTH GROUP」を構成し、相互のネットワークにより、“社会保障及び健康に関する情報の社会的価値創造”を事業領域としています。その一環としての小社の出版事業にご注目ください。

ISBN978-4-87954-941-9　定価はカバーに表示してあります。